TERMINAISONS ET TRAITEMENT

DE LA

GROSSESSE EXTRA-UTÉRINE

PAR

Le Dr CHARLES MAYGRIER

Ancien interne des Hôpitaux et de la Maternité,
Ancien chef de clinique d'accouchements de la Faculté de Médecine de Paris
Accoucheur de la Pitié.

PARIS
OCTAVE DOIN, ÉDITEUR
8, PLACE DE L'ODÉON, 8

TERMINAISONS ET TRAITEMENT

DE LA

GROSSESSE EXTRA-UTÉRINE

TERMINAISONS ET TRAITEMENT

DE LA

GROSSESSE EXTRA-UTÉRINE

PAR

Le Dr CHARLES MAYGRIER

Ancien interne des Hôpitaux et de la Maternité,
Ancien chef de clinique d'accouchements de la Faculté de Médecine de Paris
Accoucheur de la Pitié.

PARIS
OCTAVE DOIN, ÉDITEUR
8, PLACE DE L'ODÉON, 8

AVANT-PROPOS

Il arrive parfois que, sous l'influence de causes diverses dont nous n'avons pas à nous occuper ici, l'ovule fécondé reste fixé en un point quelconque du trajet qu'il doit parcourir de l'ovaire à l'utérus. Il évolue ainsi sur place, empruntant ses éléments de nutrition aux tissus sur lesquels il s'est implanté, et qui deviennent le siège d'une vascularisation excessive pour suffire à son développement. On dit alors qu'il y a *grossesse extra-utérine*.

Nous laisserons de côté, bien qu'on les range parfois aussi sous ce titre, les faits désignés sous le nom de grossesse cervicale et ceux où l'une des cornes d'un utérus double devient gravide. Ce ne sont là que des anomalies de la grossesse utérine.

Toutefois, nous devons faire une remarque importante à propos de certaines malformations de l'utérus. La grossesse qui se développe dans une corne rudimentaire, et séparée du reste de l'utérus par une sorte de pédicule [1], présente une marche

1. Voy. Kussmaul. Von dem Mangel der Verkümmung und Verdopplung der Gebærmutter. Würzbourg, 1859.

clinique et des terminaisons très analogues à celles de la grossesse tubaire, avec laquelle on l'a souvent confondue : l'erreur a même été commise sur la table d'autopsie, ainsi que l'a prouvé Türner [1]. Nous aurons plus d'une fois à faire allusion à ces faits singuliers qui touchent de si près à notre sujet.

Ce travail se trouve naturellement divisé en deux parties.

Dans la première nous passerons en revue les divers modes de terminaison de la grossesse extra-utérine.

La seconde partie sera consacrée au traitement, et nous nous efforcerons de déduire nos indications thérapeutiques des divisions mêmes que nous aurons établies dans l'étude des terminaisons.

1. Türner. Edinb. med. Journ., mai 1866, vol. XI, p. 971.

PREMIÈRE PARTIE

TERMINAISONS DE LA GROSSESSE EXTRA-UTÉRINE

DIVISIONS

L'histoire de la grossesse extra-utérine est de date relativement récente, ce qu'explique très bien l'insuffisance des notions que possédaient les anciens sur la fécondation. Sans doute, ils avaient observé bien des faits qui n'étaient que des terminaisons de cette grossesse, mais ils les rattachaient à l'existence d'une gestation utérine, ou bien ils les considéraient comme merveilleux et inexplicables. Ce n'est qu'à partir des travaux de Régnier de Graaf sur l'ovaire et de la découverte des vésicules qui portent son nom, que le développement d'un fœtus hors de l'utérus devint compréhensible. Encore faut-il arriver jusqu'à Levret [1] pour trouver une définition de la grossesse extra-utérine, qu'il appelle mauvaise grossesse, et dont il admet le développement possible dans la trompe, dans l'ovaire ou dans la cavité abdominale.

1. Levret. L'art des Accouchements, 1766, p. 45.

Nous retrouvons ces trois variétés dans la remarquable description de Baudelocque [1], et elles ont été adoptées par la plupart des auteurs du commencement de ce siècle.

Cette division fondamentale en grossesse abdominale, ovarique et tubaire, a subi depuis de nombreuses modifications. A mesure que les travaux sur la fécondation se sont multipliés, et suivant les diverses théories émises sur le lieu où s'opère cette fécondation, les auteurs ont adopté des classifications différentes et admis des variétés plus ou moins nombreuses.

Velpeau [2] ajouta aux trois formes de Baudelocque la grossesse interstitielle, déjà indiquée par Breschet, dans laquelle l'œuf se développe au point où le canal tubaire traverse la paroi utérine, et la grossesse utéro-tubaire que son nom explique suffisamment.

Dezeimeris [3] reconnut jusqu'à dix espèces : les variétés ovarique, sous-péritonéo-pelvienne, tubo-ovarique, tubo-abdominale, tubaire, tubo-utérine interstitielle, utéro-interstitielle [4], utéro-tubaire, utéro-tubo-abdominale et abdominale. La forme sous-péritonéo-pelvienne résultait, pour cet auteur, du glissement de l'œuf fécondé entre les feuillets du ligament large où il se développait ainsi en dehors du péritoine.

Cette nomenclature admise d'abord par Cazeaux fut ensuite simplifiée par lui; il la réduisit aux cinq variétés suivantes : abdominale (qu'il subdivise en ovarique et péritonéale), tubo-abdominale, tubaire, tubo-utérine interstitielle et utéro-tubaire [5]. Il rejette la forme sous-péritonéo-pelvienne de Dezeimeris; les cas donnés comme tels ne sont pour lui que des faits de gros-

1. Baudelocque. L'art des Accouchements, 1796, p. 449.

2. Velpeau. Traité d'Accouchements, 1835, t. I, p. 213.

3. Dezeimeris. Journal des connaissances méd. chir., janvier 1837, t. IV.

4. Ces deux sous-variétés de la grossesse interstitielle diffèrent en ce que, dans l'une, l'œuf est recouvert par les parois de la trompe elle-même (tubo-interstitielle), tandis que dans l'autre, l'œuf, se frayant un passage à travers le parois tubaires, se développe au milieu des fibres de l'utérus.

5. Cazeaux et Tarnier. Traité de l'art des Accouchements, 9e édition., 1874, p. 596.

sesse abdominale, avec enkystement du fœtus par une fausse membrane de nouvelle formation qui a été prise par erreur pour le péritoine : la tumeur fœtale est donc intra-péritonéale et non pas sous-péritonéale. Ajoutons que Cazeaux rattache, à la variété tubo-utérine, l'utéro-tubo-abdominale de Dezeimeris : dans cette dernière en effet, il y a d'abord grossesse tubo-utérine; puis la trompe se rompt et laisse passer le fœtus dans l'abdomen ; le cordon ombilical traverse le canal tubaire et vient aboutir au placenta qui est situé dans l'utérus. Cazeaux rapporte une curieuse observation de Patuna qui semble ne laisser aucun doute sur le mode de production de cette variété. (*Cazeaux et Tarnier*, *loc. cit.*, p. 600).

Nœgelé et Grenser[1], n'admettent que quatre divisions : grossesse tubaire, interstitielle ou tubo-utérine, abdominale et ovarique.

Stoltz[2] et Depaul[3] nient la grossesse ovarique et, se plaçant au point de vue purement clinique, réduisent leur division à deux espèces seulement : abdominale ou péritonéale, et tubaire, tout en reconnaissant à la grossesse tubaire les variétés tubaire, interstitielle et tubo-abdominale.

Bernutz[4] distingue deux groupes : les grossesses abdominales, qui peuvent parcourir toutes leurs périodes jusqu'au moment du terme, forment le premier; le second comprend les variétés sous-péritonéale, ovarique, tubaire et interstitielle qui se terminent par une rupture mortelle ou donnent lieu, si la femme survit, à une grossesse abdominale secondaire.

Enfin, Lawson Tait[5], sans nier formellement la grossesse ovarique, dont l'existence ne lui semble toutefois pas suffisamment démontrée, pense qu'il n'existe qu'une seule forme pri-

1. Nœgelé et Grenser. Traité pratique de l'art des Accouchements, 1869, p. 645.

2. Stoltz. Nouveau dictionnaire de méd. et de chir. pratiques, article Grossesse, 1873, p. 107.

3. Depaul. Archives de Tocologie, janvier 1874, p. 1 et suiv.

4. Bernutz. Gazette obstétricale, 20 janvier et 5 février 1879.

5. L. Tait. Brit. med. Journ., 16 août 1884, p. 317.

mitive de grossesse extra-utérine: la forme tubaire. Il reconnaît d'ailleurs à la grossesse tubaire trois sous-variétés : la tubo-ovarienne, dans laquelle l'œuf a été fécondé dans l'infundibulum avant que la trompe se soit séparée de l'ovaire, la tubaire et l'interstitielle ; ces distinctions, applicables seulement au début de la grossesse, doivent disparaître à une période plus avancée, à moins qu'on ait affaire à la variété interstitielle. Voici maintenant, d'après cet auteur, l'évolution de la grossesse tubaire : dès les premiers mois de la gestation, la trompe se rompt et, suivant le siège qu'occupe le placenta, cette rupture peut avoir lieu dans le péritoine ou entre les feuillets du ligament large. Si la rupture a lieu dans le péritoine, les femmes succombent le plus souvent, à moins qu'elles ne soient secourues à temps; cependant la mort n'a pas toujours lieu, et la grossesse devient alors abdominale. Si la rupture se fait dans le ligament large, la mort est bien moins fréquente; le fœtus devient sous-péritonéal : c'est là l'ancienne variété sous-péritonéo-pelvienne de Dezeimeris, qui, avec cette interprétation, n'est plus qu'une forme secondaire et devient dès lors très admissible.

Que faut-il conclure, en somme, de l'exposé qui précède et sur quelle division devrons-nous baser l'étude des terminaisons de la grossesse extra-utérine? Admettrons-nous que l'ovule fécondé peut se développer primitivement sur tous les points de son parcours depuis l'ovaire inclusivement jusqu'à l'utérus, ou accepterons-nous l'interprétation si simple de L. Tait?

Il est d'autant plus difficile de se prononcer que les auteurs ont le plus souvent étayé leurs divisions sur des vues théoriques et que l'anatomie pathologique elle-même reste, dans bien des cas, impuissante à trancher la question ; car, à l'autopsie des femmes mortes de grossesse extra-utérine, il est souvent difficile de reconnaître, au milieu des modifications multiples qu'a subies le kyste fœtal par le fait de son développement, le point exact où l'œuf s'est greffé à son origine.

Aussi laisserons-nous de côté toute considération théorique, et, sans prendre parti, nous appuyant uniquement sur des faits généralement admis et bien prouvés, nous résumerons ainsi ce qui a trait aux différentes variétés de la grossesse extra-utérine.

La grossesse tubaire ne fait de doute pour personne. Elle est la plus fréquente des grossesses extra-utérines. Suivant que l'œuf occupera le canal de la trompe ou ses extrémités, il y aura variété tubaire, tubo-abdominale ou tubo-ovarique interstitielle.

La grossesse abdominale ou péritonéale est de même admise par tous les auteurs ; elle peut être primitive ou secondaire ; toutefois, nous avons vu que pour L. Tait elle serait toujours secondaire.

Reste la grossesse ovarique qui a soulevé les contestations les plus vives. Nous laissons de côté à dessein son histoire qui nous entraînerait trop loin de notre sujet, et nous renvoyons le lecteur au mémoire intéressant de Puech [1]. Nous dirons cependant qu'il paraît difficile de nier son existence. Si la grossesse ovarique interne, caractérisée par le développement de l'embryon dans l'intérieur de l'ovaire, est extrêmement douteuse, il n'en est pas de même de la grossesse ovarique externe, dans laquelle l'œuf, implanté sur l'ovaire, s'étend en grandissant dans la cavité abdominale. Si cette grossesse est la forme la plus rare de la gestation extra-utérine, il en existe pourtant dans la science des observations probantes ; nous citerons en particulier celles de Spiegelberg [2] et de Léopold [3]. Le cas rapporté par Léopold est, selon lui, le quatorzième où la preuve anatomo-pathologique de la grossesse ovarique ait été nettement établie.

Ajoutons que, récemment, Vulliet[4] a émis l'hypothèse que la

1. Puech. Grossesse ovarique (Annales de Gyn., t. X, 1878, p. 1).
2. Spiegelberg. Arch. für Gyn., 1878, Bd XIII, p. 73.
3. Léopold. Arch. für Gyn., 1882, Bd XIX, p. 210.
4. Vulliet. Archiv. für Gyn., 1884, Bd XXII, p. 487.

plupart des cas de grossesse dite ovarique n'étaient que des grossesses développées dans un kyste tubo-ovarique préexistant. Il rappelle qu'en 1880 Burnier [1] a démontré la présence de follicules de Graaf dans la paroi d'un kyste tubo-ovarique enlevé par Schrœder, et que par conséquent la fécondation est possible au niveau de ces kystes. Se basant sur ce fait d'une part, et de l'autre sur une observation personnelle, Vulliet admet que la grossesse peut évoluer dans ces kystes en les distendant à l'instar d'une collection liquide. Le développement possible du fœtus jusqu'au terme normal lui paraît dû à cette circonstance, et sa remarque concorde d'ailleurs avec celle de Puech qui considère la marche et les terminaisons de la grossesse ovarique comme ne différant pas sensiblement de celles des grossesses abdominales.

Nous pouvons maintenant, nous plaçant au point de vue clinique, envisager d'une façon générale les terminaisons de la grossesse extra-utérine.

Il est évident qu'elles seront d'abord essentiellement différentes suivant le siège occupé par le produit de conception; tantôt en effet le fœtus est emprisonné dans une cavité étroite, dont les parois, bien que présentant une certaine élasticité, ne peuvent se laisser distendre au delà d'un temps donné (grossesse tubaire, interstitielle); tantôt, au contraire, il a le champ plus libre pour son développement, ne rencontrant que peu de résistance de la part des parties voisines qui se laissent refouler facilement (grossesse abdominale). Dans le premier cas, une rupture ordinairement à brève échéance sera la conséquence fatale de la distension progressive et exagérée causée par l'accroissement de l'œuf. Nous aurons à étudier les diverses éventualités que comporte cette rupture. Dans le second cas, une rupture pourra encore se produire, mais beaucoup plus rarement, et la grossesse évoluera plus

1. Burnier. Dissertat. inaug. Berlin, 1880.

longtemps et arrivera même parfois à son terme habituel.

D'autre part, les conditions anormales dans lesquelles a lieu la gestation extra-utérine nous expliquent la fréquence de la mort du fœtus, qu'il y ait ou non rupture du sac. A partir du moment où le fœtus aura succombé, de nouvelles terminaisons vont survenir; toutes seront la conséquence de la rétention de ce fœtus, devenu dans l'organisme maternel un véritable corps étranger.

Enfin, dans un troisième ordre de faits, la grossesse extra-utérine sera terminée artificiellement par une intervention opératoire; c'est ce que nous verrons en décrivant le traitement.

Nous diviserons donc l'étude des terminaisons en deux chapitres distincts : 1° la rupture du kyste fœtal; 2° sa rétention.

CHAPITRE PREMIER

RUPTURE DU KYSTE

L'un des accidents les plus graves qui puissent survenir pendant le cours de la grossesse extra-utérine est sans contredit la rupture de la poche où est contenu le fœtus. C'est habituellement entre le deuxième et le quatrième mois de la gestation qu'on observe cette terminaison.

Au moment où la rupture va se produire, la femme est parfois dans un excellent état de santé et ignore même qu'elle est enceinte. Mais le plus ordinairement, cette femme présente depuis quelque temps les signes d'une grossesse qui ne ressemble pas aux précédentes ; elle se plaint de ressentir une pesanteur dans le bas-ventre et de souffrir de douleurs lombo-abdominales plus ou moins vives ; elle perd par le vagin du sang généralement noir, marc de café, ce qui la fait douter de la réalité de son état. Souvent aussi il y a expulsion d'une caduque utérine, fait important pour le diagnostic, mais qui peut être pris pour un avortement. Puis, à la suite d'une fatigue exagérée, d'un simple effort, à l'occasion d'un rapprochement sexuel, comme dans une observation de Burton[1], parfois

1. Burton. Obstetr. Transact., vol. XXIII, p. 34, 1882.

sans cause appréciable, éclatent brusquement les symptômes les plus alarmants.

Une douleur soudaine et violente, partant d'un des côtés de l'hypogastre et s'irradiant dans tout le ventre, un refroidissement général, une pâleur marquée des téguments, des nausées et parfois des vomissements, des syncopes, tous les signes enfin d'une hémorrhagie interne, tels sont les traits par lesquels se manifeste la rupture du kyste. Cet état va en s'aggravant, le collapsus survient rapidement et la femme ne tarde pas à succomber. La mort est parfois instantanée; mais souvent elle n'a lieu que quelques heures au plus après le début des accidents.

Les cas de ce genre sont malheureusement fréquents et de nombreuses autopsies en ont révélé l'existence. On comprend facilement qu'en présence d'un événement aussi brusque le diagnostic ait pu rester souvent hésitant. Dans bon nombre de cas, on a songé à tout autre chose qu'à la rupture d'un sac extra-utérin. C'est ainsi qu'on a cru parfois à un empoisonnement et que des autopsies judiciaires ont été ordonnées. Dans son excellent livre, auquel nous aurons souvent à faire allusion, Parry [1] en a signalé plusieurs exemples. Tels sont encore les faits rapportés par Albu [2], Gray [3], Maccabruni [4], le professeur Brouardel [5], dans lesquels l'examen nécroscocopique vint démontrer l'erreur dans laquelle on était tombé. Dans un autre cas de M. Brouardel, on avait supposé un avortement criminel chez une jeune fille de vingt-deux ans morte subitement; à l'ouverture du ventre, il constata que la mort avait été causée par une hémorrhagie consécutive à la rupture d'une trompe gravide.

1. Parry. Extra-uterine pregnancy... Philadelphie, 1875, London, 1876, p. 155.
2. Albu. Berlin Klin. Wochenschr., 1875, nº 12, p. 155.
3. Gray. The Lancet, 1879, vol. II, p. 349.
4. Maccabruni. Annali univers. di med., février 1883.
5. Les deux faits de M. Brouardel sont signalés dans la thèse de Chaye (Signes et diagnostic de la grossesse extra-utérine. Th. Paris, 1882).

Les lésions décelées à l'autopsie sont, en pareil cas, presque toujours identiques : une quantité souvent énorme de sang, provenant du décollement du placenta ou de la déchirure des vaisseaux de l'organe rompu, remplit la cavité abdominale qui est plus ou moins distendue ; dans l'excavation pelvienne, et ordinairement sur l'un des côtés de l'utérus, on trouve au milieu de caillots un œuf, dont les membranes sont ou intactes ou rompues et qui s'est échappé complètement de la trompe déchirée, ou bien qui est resté engagé en partie dans l'orifice de la déchirure. C'est en effet, comme nous le verrons, dans les cas de grossesse tubaire qu'a le plus souvent lieu cette terminaison funeste [1].

La marche des accidents n'est pas toujours aussi rapide et l'on assiste parfois, après un début beaucoup moins dramatique que celui que nous venons de décrire, à un retour graduel à la vie ; nous verrons même plus loin qu'on a signalé des cas de guérison. Mais souvent la malade, après avoir survécu quelques jours, finit par succomber à l'anémie profonde où l'a plongée la perte considérable de sang qui a eu lieu ; ou bien des crises nouvelles, dues à la répétition de l'hémorrhagie, surviennent et se terminent fatalement par la mort.

1. L'autopsie révèle parfois, en même temps que la rupture de la trompe gravide, l'existence d'une grossesse gémellaire intra et extra-utérine.

Lorsqu'une grossesse utérine se développe en même temps qu'une grossesse tubaire, la rupture peut se produire dans deux circonstances différentes. Tantôt, c'est un avortement qui ouvre la scène; puis immédiatement ou peu après, des phénomènes de collapsus surviennent par suite de la déchirure de la trompe : c'est ainsi que les choses se sont passées dans les observations de Duverney [1], Craghead [2], Behm [3]. Tantôt la rupture a lieu sans expulsion préalable de l'embryon intra-utérin et on constate à l'autopsie la présence des deux œufs qui sont d'ordinaire à peu près également développés : des faits de ce genre ont été rapportés par Buck [4], Teblets [5], Tuffnell [6], A. Sager [7].

1. Duverney. Œuvres anatomiques, 1708, vol. II, p. 355.
2. Craghead. Am. Journ. of med. sc., 1850, p. 114.
3. Behm. Arch. für Gyn. Bd VII, p. 314, 1875.
4. Buck. Boston, med. Journ., 1856, t. III, p. 371.
5. Teblets. Nashville Journ. med. a. surg., février 1860, p. 160.
6. Tuffnell. Dublin quart. med. J. sc., mai 1866, p. 462.
7. A. Sager. Michigan univ. med. Journ., octobre 1870, p. 456.

Dans une observation de M. Hayem, rapportée par Galliard [1], la malade fut enlevée par une seconde hémorrhagie interne qui survint huit jours après la première.

C'est dans ces conditions de mort lente, par hémorrhagies successives, qu'on a trouvé dans l'abdomen du sang coagulé par couches et ayant subi même un commencement d'enkystement. M. Jousset [2] insiste sur ce fait dans sa thèse et rappelle à ce sujet l'observation de Fleuriot : la femme ne mourut que le cinquième jour, et dès le troisième on put percevoir les signes de la tumeur qui constituait une énorme hématocèle. D'autres observations d'hémorrhagies successives et d'hématocèles mortelles ont été rapportées par Duguet [3], par Eugène Frænkel [4], Leroux [5], Hun [6]. Dans le fait de Leroux, il y eut en outre des accidents d'urémie convulsive à la suite de la compression exercée sur les uretères par les caillots volumineux qui remplissaient le bassin.

Dans une observation qui a fait le sujet d'une remarquable clinique de Béhier [7], la femme avait présenté pendant la vie les signes d'un étranglement interne compliqué d'accidents péritonéaux : on trouva à l'autopsie une hématocèle et des caillots volumineux ; l'hématocèle s'était formée autour d'un embryon de six semaines.

Lorsque les femmes ont échappé aux dangers de l'hémorrhagie, elles sont exposées à mourir d'une péritonite consécutive à la rupture du kyste et à l'épanchement du sang dans le péritoine. Il n'est pas rare de trouver à l'autopsie les traces d'une péritonite suraiguë qui s'est déclarée presque immédiatement

1. Bullet. Soc. anat., 1881, 4e S., t. V, p. 607.
2. Jousset. Essai sur les hématocèles utérines intra-péritonéales (Th. Paris, 1883).
3. Duguet. Annales de Gynécologie, 1874, t. I, p. 269 et 325.
4. Eug. Frænkel. Arch. für Gyn., 1878, Bd XIII, p. 249.
5. Leroux. Archives de Tocologie, août 1877, p. 96.
6. Hun. Americ. Journ. of sc., juillet 1884, p. 98.
7. Béhier. Gaz. hebdomadaire, 1873, n° 30.

après l'irruption du sang dans l'abdomen. Toutefois, la péritonite peut apparaître plus tardivement et avoir une marche plus lente : dans une observation d'Eug. Frænkel (*loc. cit.*), la mort eut lieu, par péritonite hémorrhagique chronique, quinze jours après le début des accidents. Mansell-Moulin [1] a publié un cas où la femme ne succomba qu'au bout de six semaines à une péritonite chronique consécutive à la rupture d'une grossesse tubo-ovarique. Dans un fait singulier, rapporté par Stiles [2], la malade mourut d'une péritonite généralisée cinq mois après la rupture d'une grossesse tubaire arrivée au troisième mois ; la cause de la péritonite fut trouvée dans la rupture d'un abcès consécutif à l'accident initial.

Nous rapportons ici une observation inédite de rupture de grossesse tubaire que nous devons à l'obligeance de M. Pinard. C'est un bel exemple de rupture suivie d'accidents à marche lente, poussées péritoniques et hémorrhagies successives. La femme a fini par succomber à une dernière hémorrhagie. Cette observation contient en outre plusieurs faits intéressants à noter : la survie momentanée du fœtus, l'hypertrophie du placenta, et surtout l'issue singulière de ce placenta à travers la perforation du kyste fœtal.

Observation. — Grossesse tubaire gauche. Rupture du kyste. Péritonite à marche lente. Hémorrhagies successives. Mort au cinquième mois. (Observation recueillie dans le service de M. Pinard, par M. Varnier, interne du service.)

Le 20 novembre 1885, dans l'après-midi, on amena en brancard à l'hôpital Lariboisière la femme S..., concierge, âgée de trente et un ans, atteinte, disait son entourage, de péritonite consécutive à une fausse couche remontant au mois de septembre.

Remplaçant par hasard l'interne de garde, je fus appelé à faire l'admission de cette malade et, frappé de la forme et de la consis-

1. Mansell-Moulin. Obst. Trans., 1884, vol. XXV, p. 103.
2. Stiles. Philad. med. Times, 4 avril 1874.

tance toutes spéciales du ventre, qui rappelait celui d'une femme enceinte de 5 mois 1/2 à 6 mois, je pratiquai immédiatement le toucher; il me fut impossible de sentir le col; mais je trouvai l'excavation remplie par une tumeur qui me parut être le segment inférieur de l'utérus en rétroversion partielle; en déprimant légèrement, je perçus très nettement une sensation de ballottement. Je fis immédiatement transporter la femme dans le service de M. Pinard qui, dès le lendemain matin, l'examina.

Voici ce que nous apprit cet examen :

Deux accouchements à terme : enfants vivants; l'un a onze ans, l'autre neuf. D'une bonne santé habituelle, ayant toujours été bien réglée; elle avait vu ses règles se supprimer depuis le mois de juillet.

Vers le milieu de septembre, elle fut prise, sans cause appréciable, d'une métrorrhagie qui dura plusieurs heures. Un médecin appelé à ce moment lui dit qu'elle allait probablement faire une fausse couche, prescrivit le repos au lit et un lavement laudanisé. Le lendemain soir, se trouvant mieux, elle se leva et fut prise d'une nouvelle perte, bientôt accompagnée de douleurs expultrices et le soir même, 48 heures après la visite du médecin, elle fit une fausse couche. Elle expulsa un œuf un peu moins gros qu'un œuf de poule, dans lequel il fut impossible de découvrir un embryon.

A la suite de cette prétendue fausse couche, la malade dut garder le lit presque constamment; à plusieurs reprises, elle essaya de se lever et de reprendre son travail; mais chaque fois elle vit les symptômes de péritonite, pour laquelle elle était soignée, acquérir une nouvelle intensité. Elle souffrait constamment dans le bas ventre, n'avait aucun écoulement vaginal, pas de troubles de la miction ni de la défécation. Elle ne tarda pas à maigrir et à perdre ses forces, mais ce qui la frappait surtout ainsi que son entourage, c'est que bien qu'elle eût fait une fausse couche, son ventre augmentait progressivement de volume, et qu'elle éprouvait les mêmes sensations qu'à ses premières grossesses.

Son état empirant, elle se décida, sur les conseils de son médecin, à venir à l'hôpital.

A l'entrée, nous la trouvons amaigrie, le facies est légèrement grippé; le pouls rapide est petit; la température est normale. La malade pousse des plaintes continuelles et ressent constamment des douleurs occupant toute la région sous-ombilicale.

L'abdomen est développé comme dans une grossesse de 5 mois 1/2 à 6 mois, mais son développement est irrégulier et surtout marqué vers le flanc gauche. La peau est tendue, lisse et luisante, les veines sous-cutanées sont dilatées.

Au palper, on perçoit dans toute la région sous-ombilicale du frottement péritonéal et on détermine, par la pression des douleurs surtout marquées au niveau de la fosse iliaque gauche. La tension du ventre et les douleurs rendent cet examen très difficile. M. Pinard arrive pourtant à sentir, dans la fosse iliaque gauche une tumeur qui atteint l'ombilic et déborde la ligne médiane à droite dans l'étendue de trois travers de doigt; cette tumeur est assez régulièrement arrondie, de consistance élastique et renferme évidemment un corps solide, mobile dans un liquide; elle est immobile et ne paraît pas se contracter sous la main au moment des paroxysmes douloureux.

En avant de cette tumeur et le long de son bord droit, immédiatement à droite de la ligne médiane et parallèlement à l'arcade crurale, qu'elle déborde d'un travers de main, on sent une autre tumeur qui paraît collée contre la paroi abdominale et qui est dure, piriforme, à base supérieure arrondie. Cette seconde masse paraît un peu mobile sur la précédente dont elle semble nettement distincte. A l'auscultation de la tumeur qui occupe la fosse iliaque gauche, on entend les bruits du cœur fœtal.

Par le toucher, on trouve l'excavation remplie par une masse arrondie, régulière, lisse, dépressible. Il est très difficile de sentir le col utérin qu'on finit enfin par découvrir en portant le doigt très haut et immédiatement derrière la symphyse, presque accolé contre elle; il est mou et l'orifice externe entr'ouvert admet la pulpe de l'index.

En déprimant assez profondément la tumeur qui remplit l'excavation, on arrive sur un corps arrondi, dur et régulier, qui paraît être la tête fœtale et ballotte manifestement.

Lorsqu'on imprime des mouvements au col de l'utérus, ils ne se transmettent ni à la tumeur qui occupe la fosse iliaque gauche ni à sa portion pelvienne qui remplit l'excavation; ils sont, au contraire, immédiatement transmis à la tumeur accolée à droite contre la paroi abdominale, et qui, par conséquent, est l'utérus.

M. Pinard porte le diagnostic *grossesse extra-utérine;* péritonite de voisinage présentant en ce moment une exacerbation. La prétendue fausse couche du mois de septembre correspond probablement à l'expulsion de la caduque hypertrophiée et cette hypothèse est confirmée par les renseignements qu'a pu nous fournir ultérieurement le médecin de la femme S.

Le traitement institué fut le suivant : repos absolu et application de glace sur le ventre, injections de morphine ; il était en effet urgent, avant de se décider à une intervention quelconque, de faire disparaître les phénomènes aigus survenus depuis quelques jours.

Le troisième jour après son entrée à l'hôpital, les symptômes péritonitiques s'accentuent ; la malade vomit à plusieurs reprises ; sa température atteint le soir 38° 5 ; il n'y a pas de rétention d'urine, mais de la constipation ; les jours suivants, l'état empire, le ventre augmente considérablement de volume et la tension devient telle qu'il est impossible de pratiquer le palper. L'auscultation est également impossible, la simple application du stéthoscope déterminant des douleurs insupportables. La péritonite s'étend.

Le 1er décembre, la femme S. est prise de violentes douleurs dans le côté droit, en même temps que se manifestent des signes de collapsus. Vomissements porracés presque continuels, cris, ballonnement énorme du ventre. Rétention d'urine. Diarrhée.

La mort survient le 7 décembre, à trois heures du matin.

Autopsie (36 heures après la mort). — La paroi abdominale très amincie est incisée crucialement ; on la sépare difficilement de la masse épiploïque et intestinale avec laquelle elle a contracté des adhérences très étendues.

Lorsqu'on a relevé le tablier épiploïque, on voit l'intestin énormément distendu. La cavité abdominale est remplie de sang qui recouvre tous les organes d'une couche uniforme dont la coloration rappelle celle du raisiné ; à la partie inférieure et surtout au niveau de la fosse iliaque droite se trouvent des caillots en quantité considérable. La masse intestinale étant décollée et relevée, on aperçoit, occupant la région hypogastrique et les fosses iliaques, trois tumeurs.

L'une, la plus antérieure, paraissant servir de support aux deux autres, occupe la fosse iliaque droite et est collée contre la paroi abdominale antérieure, presque parallèle à l'arcade crurale : c'est l'utérus.

Il est flanqué, sur son bord gauche, du kyste fœtal qui occupe la fosse iliaque gauche et remonte jusqu'à l'ombilic, remplit l'aire du détroit supérieur, plonge dans l'excavation et contourne la face postérieure de l'utérus pour s'étendre jusqu'au niveau de son bord droit. Il adhère en arrière à la masse intestinale agglutinée et recouverte de sang et de caillots.

En arrière de l'utérus, à droite du kyste fœtal sur lequel elle paraît greffée, se voit une masse du volume de deux poings, bosselée, noirâtre, d'apparence spongieuse, tout entourée de caillots, qui occupe la fosse iliaque droite. Au niveau de sa partie inférieure, à l'endroit où cette masse repose sur la fosse iliaque, les caillots sont plus abondants que partout ailleurs; on dirait que là a été le point de départ de l'hémorrhagie. En effet, en écartant les caillots, on voit que la masse semble creusée d'une caverne pouvant loger une noix et que ce point n'est autre chose qu'un foyer hémorrhagique placentaire, car la masse en question est constituée par le placenta considérablement hypertrophié.

Avant d'enlever l'utérus et les deux tumeurs, nous incisons le kyste fœtal dont le segment inférieur plonge dans l'excavation en refoulant la matrice en avant et en haut; il s'écoule environ un litre de liquide purulent de couleur jaune verdâtre, dans lequel nage un fœtus macéré dont la tête plonge dans l'excavation. Il pèse 625 grammes et mesure 30 centimètres.

L'utérus est incisé sur la ligne médiane antérieure. Il mesure, du museau de tanche au fond, 15 centimètres, et 10 centimètres au niveau de son plus grand diamètre transversal. La paroi utérine, très hypertrophiée, a 3 centimètres d'épaisseur au niveau de ce même diamètre.

On introduit facilement un stylet dans la trompe droite par l'orifice utérin; la trompe incisée dans toute sa longueur est intacte, parfaitement perméable et mesure, paroi utérine comprise, 13 centimètres et demi. Elle est étroitement accolée à la face antérieure de la masse placentaire.

Un stylet introduit par l'orifice utérin de la trompe gauche vient immédiatement, après avoir traversé la paroi utérine, faire saillie dans le kyste fœtal; il est évident que les parois de la trompe dissociées font partie constituante de la paroi du kyste sur la face antérieure duquel est établi le ligament rond du côté gauche.

L'épaisseur de la paroi kystique est à peu près uniforme et mesure 2 millimètres.

La masse placentaire, nettement distincte du kyste fœtal sur lequel elle semble greffée, à la façon d'un parasite, est entourée d'une membrane facilement décollable qui semble partir de la membrane du kyste; cette membrane s'isole aisément de la masse placentaire qu'on en peut extraire. On trouve alors sur la paroi kystique, au niveau du point où s'insérait le placenta, une perforation à contours irréguliers, à bords nettement limités et organisés, qui livre passage au cordon resté adhérent au placenta. Le placenta semble être sorti du kyste à un moment donné par cette perforation.

En sectionnant le placenta, qui pèse 425 grammes, on y trouve cà et là des foyers hémorrhagiques, dont l'un, superficiel, en s'ouvrant sur le péritoine, a été le point de départ de l'hémorrhagie terminale.

Dans tous les faits que nous venons de passer en revue, un dénouement fatal est malheureusement la règle : les femmes survivent si rarement à de tels accidents qu'on ne saurait tenir compte de ces guérisons exceptionnelles.

Toutefois, il nous reste à signaler d'autres circonstances dans lesquelles le pronostic est moins sombre.

En effet, dans des cas plus heureux, le début est moins foudroyant parce que l'épanchement de sang consécutif à la rupture est moins abondant. La femme peut résister alors au choc hémorrhagique ; le sang s'enkyste autour de l'œuf et l'hématocèle ainsi produite, restant circonscrite, est loin d'avoir la même gravité que dans les faits précédents. Depuis longtemps, M. Gallard[1] soutient cette opinion que l'hématocèle périutérine est le plus souvent le fait de la ponte extra-utérine d'un œuf fécondé ou de la rupture d'une grossesse extra-utérine.

M. Duncan[2] a rapporté l'histoire d'une femme chez laquelle se manifestèrent tous les signes d'une hématocèle pelvienne : un mois plus tard, elle paraissait guérie, lorsque la tumeur sanguine vint à se rompre brusquement ; une péritonite se déclara qui emporta la malade. A l'autopsie, on trouva un œuf de deux mois au milieu du kyste sanguin rompu.

1. Gallard. Traité des maladies des femmes, 1873, p. 670.
2. M. Duncan. Edinb. med. Journ., janvier 1864, p. 670.

Veit[1], dans son travail sur la grossesse tubaire, consacre un important chapitre aux relations de cette grossesse avec l'hématocèle; il ne doute pas que le sang épanché puisse se limiter autour de l'œuf, s'enkyster, et que la tumeur ainsi constituée soit susceptible de se résorber. Les curieuses expériences de Léopold[2] donnent un sérieux appui à l'opinion émise par Veit. Léopold, après avoir introduit dans l'abdomen de plusieurs lapines des embryons de lapin ne vit survenir qu'une seule fois de la péritonite; presque toujours il constata que ces œufs étaient résorbés au bout d'un certain temps; dans quelques cas, il trouva, à l'ouverture de l'animal en expérience, un enkystement du petit squelette de l'embryon entièrement dépouillé de ses parties molles. Ces faits semblent démontrer que la guérison de la rupture d'une grossesse extra-utérine récente dans la cavité péritonéale doit être plus commune qu'on ne le pense généralement.

Pour Veit, lorsqu'il existe chez une femme de l'aménorrhée depuis quelque temps, lorsqu'il y a expulsion d'une caduque, et qu'enfin on observe les signes d'une hématocèle, il ne peut s'agir que d'une grossesse tubaire rompue.

En dehors de ces cas particuliers d'hématocèle enkystée qui ne s'observent guère que lorsque la rupture a lieu dans les premières semaines de la grossesse et qui sont passibles de guérison, il existe encore un autre groupe de faits dans lesquels on a considéré la guérison comme non douteuse. Chez certaines femmes, en effet, ayant présenté les signes d'une grossesse à son début, on a pu voir éclater avec toute leur intensité les symptômes analogues à ceux d'une rupture; l'existence d'une tumeur lisse, ovoïde, située sur l'un des côtés de l'utérus, est venue appuyer l'hypothèse d'une grossesse extra-utérine; la femme a été considérée comme perdue, et cependant peu à peu les accidents se sont amendés, et en quelques jours,

1. Veit Die Eleitersschwangerschaft, Stuttgart, 1884.
2. Léopold. Arch. für Gyn., 1881, Bd VIII, p. 53.

après les signes les plus graves d'une hémorrhagie interne, après des phénomènes de péritonite plus ou moins marqués, la malade a recouvré la santé.

Des faits de ce genre, donnés comme exemples de guérisons de rupture d'une grossesse extra-utérine, ont été publiés par Krieger [1], Bertrand [2], Hodgen [3], Mac Callum [4], M. Féréol [5], Mossé [6], Macdonald [7], Montgomery [8], Maury [9], Martinetti [10], Wiedemann [11]. Dans tous ces cas, il faut bien l'avouer, il plane toujours un certain doute sur l'exactitude du diagnostic; car outre que la grossesse elle-même est incertaine, une hémorrhagie interne présente constamment les mêmes symptômes, quelle que soit sa cause. Cependant on peut dire que bien souvent, dans les faits qui nous occupent, l'hypothèse d'une rupture de grossesse extra-utérine suivie de guérison est extrêmement probable. Pour n'en citer qu'un exemple, c'est en se basant sur la soudaineté des accidents, l'intensité de la douleur, les phénomènes d'hémorrhagie interne, l'expulsion d'une caduque, puis l'apaisement subit des symptômes graves et la convalescence progressive de la malade, que M. Féréol a donné le diagnostic de rupture guérie comme très probable dans sa communication à la Société médicale des Hôpitaux (13 août 1875); et l'on ne peut méconnaître toute la valeur de ces signes. Quoi qu'il en soit, la rupture reste simplement supposée, à moins qu'elle ne vienne plus tard à être confirmée à

1. Krieger. Monatschr. für Geb., 1856, B^d VII, p. 22.
2. Bertrand. Monatschr. für Geb., 1857, B^d IX, p. 370.
3. Hodgen. Saint-Louis med. and surg. Journ., août 1874, p. 411.
4. Mac Callum. Obst. Transact., 1874, vol. XV, p. 248.
5. Féréol. Union médicale, 4 décembre, 1875
6. Mossé. Arch. de Tocologie, août 1878, p. 504.
7. Macdonald. Edinb. med. Journ., février 1884, p. 697.
8. Montgomery. Boston med. and surg. Journ., 27 novembre 1884, p. 510.
9. Maury. Amer. gyn. Transact., 1884, t. IX, p. 189.
10. Martinetti. Ann. di Ostetr., mars-avril 1885, p. 170.
11. Wiedemann. Saint-Pétersb. med. Woch, 1885, n° 10; et Centr. für Gyn. 1886, n° 18, p. 288.

l'autopsie. C'est en cela que l'observation de Mossé présente un intérêt particulier. En voici le résumé : une femme de 25 ans, aménorrhéique depuis deux mois, ressent, en sautant plusieurs marches d'un escalier, une douleur abdominale si violente qu'elle est obligée de se mettre au lit. Des phénomènes très graves (pâleur, refroidissement, petitesse du pouls, syncopes, ballonnement du ventre) font émettre au Dr Sevestre l'opinion qu'il s'agit d'une hémorrhagie interne et que la mort est prochaine. Cependant, au bout d'un mois, cette femme était guérie. Quatre mois plus tard, elle succomba à l'Hôtel-Dieu d'une pneumonie aiguë qui fut démontrée à l'autopsie par une hépatisation grise du poumon gauche ; mais le fait le plus intéressant fut qu'on trouva dans l'abdomen les traces d'une hémorrhagie ancienne, une rupture de la trompe et une tumeur constituée par un fœtus et un placenta d'environ 4 à 5 mois.

Cette femme avait donc bien évidemment guéri d'une rupture de la trompe, et le fœtus avait même continué à vivre quelque temps après cet accident.

Dans les cas où cette guérison de la rupture a lieu, deux alternatives peuvent se produire ; ou bien le fœtus succombe immédiatement, et à la rupture fait suite une rétention (nous reviendrons sur ce point dans le chapitre suivant); ou bien le fœtus survit et continue à se développer dans la nouvelle région qu'il occupe, que ce soit la cavité abdominale ou l'épaisseur du ligament large.

Nous rappellerons que dans ce dernier cas, malheureusement trop rare, la trompe se rompt au niveau de son bord inférieur, en sorte que le sang et l'œuf ne pénètrent pas dans la cavité péritonéale, mais bien dans le tissu cellulaire du ligament large. L'hémorrhagie est moindre et reste limitée, les symptômes de la rupture sont moins alarmants et la femme court beaucoup moins de dangers. De plus, le développement extra-péritonéal de l'œuf, si le fœtus continue à vivre, est plus favorable pour un traitement ultérieur.

Enfin, dans des cas extrêmement rares, la rupture a lieu dans l'utérus lui-même. Ce fait ne peut s'observer que dans le cas de grossesse interstitielle, et nous nous bornerons à signaler l'observation suivante de Machka [1] qui a été contrôlée par un examen anatomique. Une femme de 29 ans meurt en 24 heures. On soupçonne un avortement provoqué : une autopsie judiciaire est faite. On trouve une grossesse interstitielle avec rupture de la poche dans l'utérus ; le corps du fœtus avait passé par cette ouverture et était entré dans l'utérus, d'où il avait été extrait ; mais la tête arrachée du tronc n'avait pu être retirée et elle était restée fixée dans le sac. Il existait en même temps une péritonite généralisée [2].

Résumons en quelques lignes les diverses éventualités qui peuvent se produire par le fait de la rupture d'une grossesse extra-utérine. D'une part, c'est la mort, tantôt subite ou très rapide par hémorrhagie interne ou par péritonite suraiguë ; tantôt lente, par suite de l'anémie profonde causée par des hémorrhagies successives, ou par péritonite chronique.

D'autre part, la femme peut résister à l'ictus hémorrhagique et aux atteintes de la péritonite. Elle guérit de sa rupture, mais reste exposée, ou aux suites d'une hématocèle qui peut heureusement se terminer par résorption, ou à tous les périls qu'en-

1. Machka. Wien. med. Wochenschr., 1885, n° 42.

2. Il existe des faits plus singuliers encore dans lesquels une grossesse interstitielle ou même tubaire se serait terminée par l'expulsion spontanée de l'œuf à travers les voies naturelles, sans déchirure. Spiegelberg (Lehrh. der Geburtshülfe, 1882, p. 293) admet que l'orifice interne de la trompe peut se dilater suffisamment pour laisser passer l'œuf dans l'utérus, où il est poussé par les contractions des parois tubaires et tubo-utérine. Des observations ont été publiées par Mundé [1], Graham [2], Spencer Smith [3], et récemment par Grün [4]. Enfin Lenox Hodge (cité par Parry, p. 266), et Gilbert [5], auraient amené artificiellement la sortie d'enfants qui étaient situés dans un sac interstitiel, en incisant la paroi membraneuse qui séparait le kyste fœtal de la cavité utérine.

1. Mundé. Amer. Obst. Journ., 1879, t. XII, p. 330.
2. Graham. Amer. Obst. Journ., 1879, t. XII, p. 378.
3. Spencer Smith. Brit. med. Journ., 18 octobre, 1879, p. 615.
4. Grün. Obst. Trans., vol. XXVII, p. 226.
5. Gilbert. Bost. med. Journ., 3 mars, 1877.

traîne la rétention du fœtus mort, ou enfin, le fœtus ayant survécu, aux conséquences d'une grossesse extra-utérine secondaire.

De la fréquence de la rupture dans la grossesse extra-utérine.

Nous avons à rechercher maintenant quelle est la fréquence de la terminaison par rupture dans la grossesse extra-utérine. Si l'on consulte Parry, qui a réuni le total considérable de 500 cas, on voit qu'il y a eu 174 fois rupture. La proportion est donc de 34,8 pour cent, et au premier abord elle ne paraît pas aussi considérable qu'on pouvait s'y attendre. Mais il faut remarquer que toutes les variétés de grossesse extra-utérine figurent dans les 500 cas de Parry, et que l'accident qui nous occupe est très fréquent dans certaines variétés, rare au contraire dans d'autres.

Quelle est, en effet, la proportion des ruptures pour les différentes espèces de grossesse extra-utérine?

La grossesse tubaire est incontestablement celle dans laquelle cet accident est le plus fréquent; on peut même dire qu'il est la règle, car les cas dans lesquels la grossesse a pu se prolonger jusqu'à terme dans la trompe sont extrêmement rares. Il en existe cependant; mais en analysant soigneusement les observations, Parry n'a pu en relever que deux qui lui aient paru absolument authentiques, celles de Saxtorph et de Spiegelberg [1] (Parry, *loc. cit.*, p. 171). Nous y ajouterons un cas de Litzmann [2], qui est avéré et sur lequel nous aurons à revenir à propos du traitement. D'autres faits de ce genre ont été signalés, mais nous y insisterons d'autant moins que la plupart ont été révoqués en doute par Stoltz et plusieurs observateurs éminents.

1. Spiegelberg. Arch. für Gyn., 1870, Bd I, p. 406.
2. Litzmann. Arch. für Gyn., 1881, Bd XVIII, p. 1.

La rupture est beaucoup moins fréquente dans les autres espèces de grossesse extra-utérine. Du reste, si nous nous reportons encore à la statistique de Parry, dont la valeur est considérable à cause du grand nombre de faits recueillis, nous trouvons les chiffres suivants : sur les 174 faits de rupture mortelle qu'il a réunis, l'auteur américain élimine 10 cas douteux et note 147 cas de grossesse tubaire, 15 de grossesse ovarique et 2 seulement de grossesse abdominale.

Parmi les 147 cas de grossesse tubaire, 117 concernent la variété tubaire proprement dite, 20 la tubo-utérine (interstitielle) et 10 la tubo-ovarienne.

Tableau de 174 cas de rupture (Parry).

Grossesse tubaire. . .	147	Variété tubaire.	117
		— utéro-tubaire. .	20
		— utéro-ovarique.	10
Grossesse ovarique. .	15		
Grossesse abdominale.	2		
Cas douteux.	10		

On voit que la grossesse tubaire absorbe à elle seule plus des huit dixièmes des cas de rupture.

Dans le cours de nos recherches, nous avons pu relever 56 cas de rupture suivie de mort depuis l'année 1876, époque à laquelle s'arrête le travail de Parry : ils se décomposent de la façon suivante :

56 cas de rupture :

Grossesse tubaire.. . .	51	Variété tubaire..	49
		— interstitielle. . .	2
Grossesse ovarique. . .	5		

Nous donnons la liste détaillée de tous ces faits à la fin de ce chapitre.

Enfin, il nous reste à rechercher à quelle époque de la grossesse se produit le plus fréquemment la rupture dans les diverses variétés.

1° Grossesse tubaire : a. *Variété interstitielle.* — D'après les recherches de Hecker[1], qui a réuni 26 faits de grossesse interstitielle, la rupture se produirait habituellement au 3e mois. Il a trouvé, en effet, que trois fois seulement l'accident eut lieu au 4e mois et une fois au 5e ; dans les autres observations, la rupture se fit 12 fois au 3e mois, et avant le 3e mois dans le reste des cas.

Si nous consultons les chiffres de Parry, nous voyons que sur ses 20 faits de grossesse tubo-utérine (ou interstitielle), 14 n'ont pas dépassé le 3e mois sans que la rupture se produise. Les 5 autres se répartissent ainsi : 1 rupture à 4 mois, 2 à 5 mois, 1 à 5 mois 1/2, 1 à 6 mois, et enfin 1 à 8 mois; ce dernier fait est évidemment exceptionnel.

Dans les deux observations de grossesse interstitielle que nous avons relevées, la rupture s'est faite dans l'un à 2 mois, dans l'autre à 4 mois.

En somme, les observations concordent toutes, et l'on peut dire que, le plus ordinairement, la rupture survient dans les grossesses interstitielles vers le troisième mois de la gestation.

b. *Variété tubaire franche.* — Dans la variété tubaire, la rupture apparaît aussi d'ordinaire de bonne heure, mais elle peut être retardée plus tard que dans l'interstitielle. Voici comment se décomposent les 117 faits de Parry.

1. Hecker. Monatschr. für Geb., 1859, Bd XIII, p. 81.

La rupture a eu lieu à	3	semaines	1	fois
—	4	—	2	—
—	5	—	1	—
—	6	—	14	—
—	8	—	25	—
—	9	—	4	—
—	10	—	12	—
—	3	mois	19	—
—	3 1/2		10	—
—	4	—	8	—
—	4 1/2		4	—
—	5	—	2	—
—	5 1/2		1	—
—	6	—	3	—
—	7	—	1	—
Cas douteux.			10	—
	Total. . .		117	

Hennig [1], dans son livre sur les maladies de la trompe et la grossesse tubaire, répartit de la façon suivante les cas de rupture de la trompe gravide :

à	1	mois	5	cas
	2	—	22	—
	3	—	17	—
	4	—	16	—
	5	—	8	—
	6	—	1	—
	7	—	1	—
	8	—	1	—
	9	—	1	—
	10	—	2	—
Total. . .			74	

1. Hennig. Die Krankheiten der Eileiter und die Tubenschwangerschaft, Stuttgart, 1876, p. 143.

Enfin, les cas que nous avons réunis se résument ainsi :

Rupture à	3 semaines	1 fois
—	5 —	3 —
—	6 —	5 —
—	2 mois	10 —
—	2 1/2 —	4 —
—	2 3/4 —	2 —
—	3 —	6 —
—	3 1/2 —	1 —
—	4 —	5 —
—	5 —	3 —
Cas douteux.		9 —
	Total. .	49

Ces trois statistiques démontrent d'une façon à peu près identique que si, dans la variété tubaire la rupture peut survenir à toutes les époques de la grossesse, elle est infiniment plus fréquente au 2e mois d'abord, puis au 3e et enfin au 4e. La conclusion qui s'impose à la lecture de ces chiffres est que l'accident éclate plus ordinairement entre la 8e et la 12e semaine.

c. *Variété tubo-ovarique.* — De toutes les variétés de la grossesse tubaire, c'est la tubo-ovarique qui peut se terminer le plus tardivement par la rupture. Parry n'a pu en recueillir que 10 exemples qui se répartissent ainsi :

Rupture à	10 semaines	2 fois
—	3 mois	1 —
—	3 1/2 —	1 —
—	5 —	1 —
—	5 1/2 —	1 —
—	6 1/2 —	1 —
—	8 —	1 —
—	8 1/2 —	1 —
—	9 —	1 —
	Total. .	10

2° GROSSESSE OVARIQUE. — Dans la grossesse ovarique, la rupture est bien plus rare ; si elle a parfois lieu dès les premiers temps de la gestation, elle peut aussi se produire plus tard que dans les grossesses tubaires. La preuve nous en est fournie par l'analyse suivante des 15 faits de Parry :

Rupture à	4	semaines	1	fois
—	6	—	1	—
—	3	mois	3	—
—	3 1/2	—	1	—
—	4	—	3	—
—	5	—	3	—
—	5 1/2	—	1	—
—	9	—	1	—
Cas douteux . .			1	—
Total . . .			15	

Sur nos cinq cas de grossesse ovarique, nous trouvons que la rupture a eu lieu :

à	6	semaines	1	fois
à	2	mois	2	—
à	5	—	1	—
Cas douteux			1	—
Total			5	

3° GROSSESSE ABDOMINALE. — Enfin, dans la grossesse abdominale la rupture devient extrêmement rare puisque sur 500 cas, Parry ne l'a observée que deux fois, une fois à 8 semaines, l'autre fois à 6 mois.

De l'ensemble de ces données, il résulte ce fait incontestable que nous avions déjà indiqué et qu'il était facile de prévoir : le mode de terminaison le plus habituel de la grossesse tubaire est la rupture pendant les trois premiers mois. Nous avons établi que cet accident était extrêmement grave et mortel dans la plupart des cas. Nous aurons à voir, à propos du traitement, s'il est possible de préserver les femmes de cette terrible éventualité, ou de les arracher à la mort au moment même où se manifestent les premiers symptômes de la rupture du kyste.

TABLEAU RÉSUMÉ

DE 56 CAS DE RUPTURE TERMINÉE PAR LA MORT

1° GROSSESSE TUBAIRE

	ÉPOQUE DE LA RUPTURE	MORT
Green (Amer. Journ. of obst., avril 1876, p. 90). .	3 mois	subite.
Conrad et Langhans (Arch. für Gyn., 1876, Bd IX, p. 337)	2 mois	»
Wolffhardt (Ærztlich. Intellig. Blatt, 24 oct. 1876, n° 43)	»	subite
Conradi (Norsk. mag. f. Lægewid, 1876, Bd V, p. 520).	2 mois 1/2	»
Léopold (Arch. für Gyn., 1876. Bd X, p. 248)	3 mois	subite
Davaine (Soc. Biologie, 6 janvier 1877).	2 mois	subite
Moore (Obst. Transac., 1877, vol. XVIII, p. 258). .	5 mois	en 52 heures.
Eug. Frænkel (Arch. für Gyn., 1878, Bd XVIII, p. 249).	4 mois	en 4 jours.
Marion (Boston med. Journ., mars 1878, p. 609). .	6 semaines	en 5 jours.
Lowe (Brit. med. Journ., 1878, t. I., p. 535). . . .	5 semaines	en qq. heures
Meadows (Obst. Transac., 1878, vol. XIX, p. 258).	4 mois	en 52 heures
Gray (The Lancet, 1879, vol. II, p. 349).	»	»
Henderson (Amer. Journ. of Obst., 1877, vol. XII, p. 386).	»	en 7 heures.
Lustgarten (Wien. med. Presse, 1879, p. 578, n° 18).	»	en 24 heures
Barnes (Obst. Transac., 1879, vol. XX).	2 mois	subite.
Hayes (Obst. Transac., 1879, vol. XX).	»	en qq. heures
Wellington (Bost. med. Journ., 30 octobre 1879). .	2 mois	»
Goodell (New-York med. Record, janvier 1880). .	5 mois	»
A. Doran (Obst. Transac., 1880, vol. XXI, p. 169) .	4 mois	subite.
Percy-Boulton (Obst. Transac., 1880, vol. XXI, p. 117).	»	»
Galliard (Bullet. Soc. anat., 1881, 4e série, t. V, p. 687).	2 mois 1/2	en 8 jours.
Godson (Obs. Transac., 1881, vol. XXII, p. 186). . .	6 semaines	»
Davidson (The Lancet, 1881, t. II, p. 827)	»	en 1 jour.
Wilson (John) (Edinb. med. Journ., novembre 1881).	3 mois	»
Wallis (FM) (Brit. med. Journ., 1881, t. I, p 847).	11 semaines	subite.
Boiffin (Journ. de méd. de l'Ouest, avril 1882). . .	2 mois	»
Burton (Obst. Transac., 1882, vol. XXIII, p. 34). .	6 semaines	en 9 heures.
W.-S. Paget (Brit. med. Journ., mai 1882, p. 695).	3 semaines	en 20 heures
W. Allan (Dub. Journ. of med. sc., décembre 1882).	6 semaines	»
Brouardel (Thèse de Chaye, Paris 1882)	5 semaines	subite.
Id. Id.	6 semaines	Id.
Thatcher (C.-H.) (Edinb. med. Journ., 1882, t. II, p. 300).	2 mois 1/2	en qq. heures
Habgood (H.) (Brit. med. Journ., 1884, t. I, p. 250).	2 mois 3/4	en 16 heures
Eug. Frænkel (Sammlung Klin. Vorträge, 1882, n° 217).	5 mois	»

	ÉPOQUE DE LA RUPTURE	MORT
Gilbert (Boston med. Journ., décembre 1883). . .	3 semaines	»
Maere (J.)(Ann. Soc. méd. de Gand, mai 1883). . . .	3 mois 1/2	»
Daly (Obs. Transac., 1883, vol. XXIV, p. 155). . . .	2 mois	»
Doran (A.)(Obst. Transac., 1883, vol. XXIV, p. 227).	id.	»
G. Thomas (Gyn. Transac., 1883, vol. VII, p. 219)	3 mois	en qq. heures
» Id.	»	id.
Maccabruni (Ann. univ. de méd., février 1883). . .	2 mois	»
Goodell (Gyn. Transac., 1883, vol. VII).	3 mois	en qq. heures
Hun (H.) (Amer. Journ. of. sc., juillet 1884, p. 98). .	»	2 jours.
Skinner (Soc. anat., 4 janv. 1884).	2 mois	subite.
Emerson (New-York, med. Journ., 2 février 1884, p. 130).	2 mois 1/2	»
Jacoby (Centr. für Gyn., 1885, n° 19, p. 279)	»	»
Lee (Amer. Journ., of Obst., janvier 1886, p. 57).	4 mois	en qq. heures
Maher (The med. Record, 2 janvier 1886).	»	
Griffith (Obst. Transac., 1886, vol. XXVII, p. 304).	»	15 heures.

2° GROSSESSE INTERSTITIELLE

Cleveland (Amer. Journ. of Obst., avril 1878, p. 371).	4 mois	»
Léopold (Arch. für Gyn., 1878, Bd XIII, p. 355). . . .	2 mois	12 jours.

3° GROSSESSE OVARIQUE

Hildreth (H.)(Boston med. Journ., 8 novembre 1877).	2 mois.	24 heures.
Talbot (J.) (Amer. Journ. of med. sc., avril 1879, p. 436).	5 mois	rapide.
Wheeler (The Lancet, 31 juillet 1880, vol. II, p. 170).	8 semaines	5 jours.
Berry (W.-M.) (The Lancet, 24 mars 1883, p. 496) .	6 semaines	24 heures.
Winters (New-York med. Journ., 2 février 1884, p. 130)	»	en qq. heures

En parcourant ce tableau, on voit que le temps au bout duquel la mort a eu lieu a été indiqué dans 36 observations. Or, sur ces 36 cas, 9 fois seulement la mort a été instantanée ; dans tous les autres, elle n'est survenue qu'après un laps de temps qui a varié de quelques heures à un ou plusieurs jours. C'est là une considération importante qui ne doit pas être négligée au point de vue du pronostic, quelque grave qu'il soit. Elle montre, en effet, que le plus souvent une intervention prompte et énergique est possible ; nous aurons à revenir plus loin sur ce fait, que nous ne faisons qu'indiquer ici.

CHAPITRE II

DE LA RÉTENTION DU FŒTUS MORT DANS LA GROSSESSE EXTRA-UTÉRINE

A partir du moment où le fœtus a succombé, la grossesse extra-utérine entre dans une phase nouvelle qui n'est pas moins périlleuse que celle qui correspond à la vie de l'enfant. Le danger d'une rupture est à peu près complètement disparu; mais la femme est désormais exposée à toutes les conséquences qu'entraîne la présence d'un corps étranger au sein de l'organisme. C'est la période de rétention qui commence avec les nombreuses éventualités qu'elle comporte et que nous devrons passer successivement en revue.

Lorsque le fœtus meurt dans les premiers mois, sa rétention passera souvent inaperçue ou restera douteuse, puisqu'il n'y aura encore eu aucun des signes qui permettent d'affirmer le diagnostic de la grossesse.

Si le fœtus ne succombe qu'après le quatrième ou le cinquième mois, alors que la grossesse aura pu être établie avec certitude, la rétention deviendra évidente, car on verra se produire les signes habituels de la mort du fœtus sur lesquels nous n'avons pas à insister.

Mais c'est surtout lorsque le fœtus sera arrivé vivant jusqu'au terme de la gestation que sa rétention sera précédée des phénomènes les plus caractéristiques. La grossesse aura évolué jusqu'à la fin, quelquefois normalement, le plus souvent au milieu d'une série de troubles et d'accidents particuliers à la gestation extra-utérine, et que nous n'avons point à décrire.

Puis, vers le moment où l'accouchement est supposé devoir se produire, quelquefois avant, parfois un peu plus tard, les douleurs du travail se déclareront et l'on assistera aux phénomènes qui caractérisent la période de dilatation d'un accouchement naturel. Le col subira un commencement d'effacement et de dilatation; du sang s'échappera au dehors, souvent accompagné de l'expulsion d'une caduque utérine à l'état de membrane entière ou de débris membraneux.

Au bout d'un temps qui peut durer depuis quelques heures jusqu'à deux ou trois jours et même davantage, les douleurs cessent et tout rentre dans l'ordre. Il s'est passé là, du côté de l'utérus, sous la forme d'un faux travail, une série de phénomènes analogues à ceux du travail normal, et dont, il faut bien le dire, la pathogénie nous échappe à peu près complètement.

Au moment où se produit ce faux travail, on pourrait craindre de voir s'effectuer la rupture du kyste; mais, ainsi que le fait observer Parry (*loc. cit.*, p. 116), c'est là un fait extrêmement rare, ce qui s'explique d'ailleurs par la rareté même de la rupture à l'époque où la grossesse en est arrivée.

Immédiatement après la cessation du faux travail, on constate les signes de la mort du fœtus. Les mouvements perçus jusqu'alors par la mère cessent de se faire sentir et l'auscultation ne permet plus d'entendre les battements du cœur fœtal. Les seins se gonflent et la sécrétion lactée s'établit, etc.

La rétention du fœtus est constituée. Que va-t-il survenir ?

Deux modes de terminaison bien distincts sont possibles :

Dans le premier, la rétention reste silencieuse : le fœtus subit une régression particulière et séjourne au sein des tissus pendant le reste de la vie de la femme, sans jamais troubler sa santé.

Dans le second, les choses se passent tout autrement. Plus ou moins longtemps après la mort du fœtus, des accidents surviennent qui compromettent gravement la vie de la femme. Tantôt ces accidents ont lieu sans que le kyste s'ouvre au dehors ; tantôt, au contraire, il y a élimination du fœtus ou de ses débris à l'extérieur par des voies diverses.

Telles sont les deux catégories de faits que nous allons étudier successivement.

I. RÉTENTION SANS ACCIDENTS

Ce mode de terminaison, le plus heureux qui puisse survenir dans la grossesse extra-utérine, paraît être l'un des plus rares. Sur cent cas réunis par Mattei [1], et dont il indique les diverses terminaisons, il n'a noté que douze fois celle qui nous occupe. Toutefois, il importe de faire remarquer que la fréquence de la rétention sans accidents est rendue très difficile à évaluer d'une façon précise à cause du grand nombre de faits qui restent douteux ou qui passent inaperçus. C'est surtout lorsque la mort du fœtus survient dans les premiers temps de la grossesse qu'il en est ainsi.

Les difficultés du diagnostic de la grossesse extra-utérine à son début rendent en effet très délicate l'affirmation de son existence, et, à plus forte raison, celle de la mort de l'embryon et de sa rétention. Il n'en est pas moins certain que cette terminaison de la grossesse extra-utérine peut se produire pendant le cours des premiers mois, et cela plus fréquemment peut-être qu'on ne serait tenté de l'admettre.

1. Mattei. Gaz. des Hôpitaux, 13 et 18 sept. 1860.

Une femme a une aménorrhée de plusieurs semaines et présente les symptômes d'une grossesse commençante. On constate l'existence au-dessus d'une des arcades crurales, latéralement à l'utérus, d'une petite tumeur ovoïde, lisse, élastique, douloureuse au palper et aussi spontanément, et qui augmente progressivement de volume. Le diagnostic reste hésitant ; on pense à la possibilité d'une grossesse extra-utérine sans oser l'affirmer. Puis surviennent des crises plus douloureuses, la femme se met à perdre du sang, et souvent elle expulse une caduque. Les symptômes peuvent présenter une intensité beaucoup plus grande et un début brusque : ce sont alors ceux que nous avons décrits dans le chapitre précédent en parlant des ruptures auxquelles les femmes survivent quelquefois (*V.* chapitre I, p. 20 et suiv.). Au bout de quelque temps, tout rentre dans l'ordre ; la santé redevient parfaite, les règles réapparaissent : non seulement la tumeur a cessé d'augmenter, mais elle diminue, se rétracte et finit par devenir stationnaire.

Que s'est-il passé ? Cette femme avait une grossesse extra-utérine ; au bout de quelques semaines, l'embryon a succombé spontanément ou à la suite d'une rupture du sac. Il y a eu dès lors rétention. Dans ces cas, le plus souvent, sans doute à cause de sa petitesse, le produit de conception reste enkysté indéfiniment, sans trahir sa présence par aucun signe fâcheux. C'est là une vraie guérison spontanée de la grossesse extra-utérine à son début.

La preuve de la réalité de ces faits a été plusieurs fois confirmée dans des autopsies. En voici deux exemples : Haydon [1] a rapporté l'observation d'une jeune femme morte en 24 heures avec tous les signes d'une hémorrhagie interne. L'ouverture du cadavre démontra l'existence d'une rupture de la trompe avec issue d'un fœtus de six mois environ dans la cavité péritonéale. A cette même trompe attenait une petite

1. Haydon. Obstetr. Trans., 1864, vol. V, p. 280.

poche entièrement close, dans l'intérieur de laquelle on trouva le squelette d'un embryon de deux mois. Ce fait est un exemple intéressant de répétition de grossesse extra-utérine [1]. Au cours d'une première grossesse, il y avait eu mort du fœtus au deuxième mois, enkystement et rétention ; la femme avait guéri. La seconde grossesse, également extra-utérine, s'était terminée par une rupture mortelle.

Dans un autre cas, publié par Blix, et résumé dans la thèse de Deschamps [2], il s'agissait d'une femme chez laquelle on avait diagnostiqué l'existence d'une grossesse tubaire probable terminée par la guérison, et qui mourut deux ans plus tard de péritonite. A l'autopsie, on trouva dans la partie externe d'une des trompes un kyste intact renfermant les débris du squelette d'un petit fœtus. Ce kyste était resté complètement étranger à la production de la péritonite dont on trouva la cause dans une lésion ovarique.

Nous avons tenu à insister sur ces faits, car nous verrons, à propos du traitement, qu'on s'est justement proposé d'obtenir le même résultat (mort et enkystement de l'embryon, dans les deux ou trois premiers mois) à l'aide de différents procédés.

Si les faits de rétention qui se produisent dans les premiers temps de la grossesse restent en général méconnus, il n'en est pas de même pour les cas où le fœtus succombe à une époque plus avancée ou au moment du terme. Depuis longtemps, on a signalé la tolérance de l'organisme maternel pour un fœtus extra-utérin plus ou moins volumineux.

Le kyste fœtal subit alors des modifications particulières qui peuvent être de plusieurs ordres. Le liquide amniotique se résorbe peu à peu ; les membranes s'appliquent sur le corps du fœtus ; le kyste tout entier se rétracte et diminue

1. Consulter à cet égard : Puech. De la répétition des grossesses extra-utérines. (Gaz. obstétricale, 5 novembre 1879).

2. Deschamps. Des divers modes de terminaison des grossesses extra-utérines et de leur traitement. Th. Paris, 1880, p. 69.

de volume. En même temps, ses parois deviennent plus épaisses; elles prennent un aspect fibreux, parfois cartilagineux; elles peuvent enfin s'incruster de sels calcaires. Dans l'intérieur du kyste, le fœtus est envahi tantôt par la dégénérescence adipocireuse, tantôt par la momification ; parfois enfin il se calcifie comme son enveloppe.

L'incrustation calcaire du kyste le transforme en lithopédion. Cette modification est certainement la plus intéressante. Elle a été bien étudiée par Küchenmeister [1], dans un remarquable mémoire où il a réuni un grand nombre d'observations. Il admet que la formation des lithopédions peut se produire de trois façons différentes :

1° Le fœtus, tombé dans la cavité abdominale (à la suite d'une rupture du sac), dépouillé de ses membranes et séparé de ses annexes, se momifie et se recouvre peu à peu d'une couche calcaire dont le dépôt se fait immédiatement sous l'épiderme. C'est là le lithopédion vrai.

2° Le fœtus est resté enveloppé dans ses membranes intactes, et l'incrustation calcaire porte seulement sur la paroi kystique ; dans ces cas, on le trouve au centre de son enveloppe pierreuse, momifié ou parfois ne présentant pas la moindre altération. C'est à cette dernière catégorie qu'appartenait le fœtus de Quimperlé présenté le 27 août 1883 à l'Académie des Sciences, par M. le professeur Sappey. La rétention avait duré 56 ans. Voici d'ailleurs les détails de l'autopsie relatés par M. Sappey [2] lui-même, et que nous reproduisons à titre de curiosité : « La paroi abdominale largement incisée, on put constater que la tumeur était située en dehors de la matrice, sur le trajet de la trompe utérine droite, dans laquelle elle s'était manifestement développée. Cette tumeur, comme toutes

1. Küchenmeister. Centr. für Gyn., n° 22, oct. 1880 ; et Arch. für Gyn., 1881, Bd XVII, p. 153.

2. Comptes rendus de l'Académie des Sc., 27 août, 1883; et Revue scientifique, 1er septembre 1883, p. 284.

celles du même ordre, se présentait sous l'aspect d'un kyste irrégulièrement ovoïde, offrant la dureté du tissu osseux; son grand axe mesurait 14 centimètres ; l'épaisseur de ses parois était de 2 à 3 millimètres seulement. Le kyste étant détaché, on le divisa, à l'aide d'une scie, en deux parties égales. Bien grande alors fut la surprise des spectateurs. Dans cette enveloppe, qui appartenait par tous ses attributs au monde minéral, il y avait un enfant ; et cet enfant, pendant sa captivité qui se prolongeait depuis cinquante-six ans, était resté dans un état de parfaite intégrité. Il se présentait dans l'attitude qui lui est ordinaire, les membres fléchis sur le tronc, la tête inclinée sur le thorax; ses membranes pupillaires, complètement développées, attestaient qu'il était âgé de six à sept mois. L'enveloppe cutanée, les organes superficiels, les viscères situés dans les grandes cavités, les muscles et toutes les parties du corps enfin avaient conservé leur consistance, leur souplesse, leur couleur normale. Le fœtus, en un mot, apparut aux yeux des assistants sous les traits d'un enfant qui vient de s'endormir. A ce spectacle inattendu, une sorte d'émotion s'empara de toutes les personnes présentes et se propagea au dehors avec la rapidité de l'éclair. Aussi chacun d'accourir pour voir celui qu'on appelait le petit vieillard de cinquante-six ans. »

3° L'incrustation peut porter à la fois sur les membranes et sur les parties fœtales.

La plus ancienne observation de lithopédion qu'on connaisse est celle du lithopédion de Sens, qui fut porté 28 ans ; elle remonte à 1582 et a inspiré à Rousset [1] un curieux poème en vers latins, dans lequel il se posa les trois questions suivantes : *cur nasci non potuerit? cur per vigenti octo annos in utero retentus non putruerit? cur in lapidem obduruerit?* Nous citerons encore parmi les faits les plus anciens : le fœtus de Tou-

1. Rousset. Édition latine (Partus Cæsareus; Fœtus lapideus). Paris, 1590, p. 509.

louse [1] (1678) dont la rétention dura 25 ans ; — le fœtus de Leinzell [2] en Souabe (1720), qui resta 46 ans dans une des trompes ; toutefois, Kussmaul a pensé que, dans ce cas, il ne s'agissait pas d'un fœtus intra-utérin, mais d'un lithopédion situé dans une corne utérine rudimentaire ; — le fœtus de Joigny, retenu 30 ans (1748) et dont Morand [3] nous a légué l'histoire ; — le lithopédion observé par Varnier et Mangin [4] (1785) ; dans ce fait, il y avait grossesse gémellaire ; la durée de la rétention fut de 33 ans ; — le lithopédion de Londres [5] (1790), âgé de 52 ans, etc... Nous n'insisterons pas davantage sur cet historique et nous renverrons le lecteur désireux d'avoir des détails sur cet intéressant sujet au mémoire de Küchenmeister.

Nous ne nous occuperons pas non plus de l'anatomie pathologique des lithopédions, et nous nous bornerons à mentionner les recherches histologiques de Virchow [6], de Klopsch et celles plus récentes de Mme Sarraute [7], qui compare dans son travail les résultats des travaux de Klopsch aux conclusions auxquelles elle est arrivée elle-même. Disons seulement que chez ces fœtus la structure des tissus fondamentaux (derme, nerfs, tissus conjonctif, musculaire, osseux, etc...) est admirablement conservée. Il y a, comme le dit Mme Sarraute, mortification simple sans putréfaction, et le plus souvent toutes les cavités, tous les interstices des tissus sont remplis par des sels calcaires ou des sels dérivés de la graisse.

La santé de la femme chez laquelle existe cette rétention prolongée d'un fœtus extra-utérin avec les modifications que nous venons de signaler reste le plus habituellement inalté-

1. Journal des Savants, juillet 1678.
2. Histoire de l'Académie royale des sciences, 1721.
3. Mémoires de l'Académie royale des sc., 1748.
4. Journal de méd. chir., pharm., septembre 1785.
5. Médico. Chir. Transact of London, vol. V, p. 104, 1814.
6. Virchow Gesammte Abhandl. 1856, p. 790.
7. G. Sarraute. Etude microscopique d'un lithopédion. Th. Paris, 1884.

rée; nous aurons cependant à indiquer plus loin que des accidents éloignés peuvent se produire et que le fait de la présence d'un fœtus enkysté au sein des tissus maternels constitue toujours une menace pour la femme, quelle que soit l'ancienneté de la grossesse.

Quoi qu'il en soit, nous n'avons en vue ici que les faits de guérison véritable de la grossesse extra-utérine et, dans certains cas, cette guérison existe absolument.

Les fonctions génitales s'accomplissent sans le moindre trouble et l'aptitude à la fécondation persiste. Aussi n'est-il pas rare de voir des femmes qui portent des lithopédions devenir enceintes de nouveau. On peut alors se demander si cette grossesse utérine exercera une influence sur la rétention du fœtus extra-utérin et si elle ne déterminera pas des accidents du côté du kyste. Dans la plupart des cas, la grossesse utérine suit son cours normal et l'accouchement a lieu sans qu'aucune manifestation se produise dans la tumeur. On trouve signalé dans bon nombre d'observations le fait que des femmes ont eu ainsi plusieurs grossesses intercurrentes, évoluant sans qu'il survienne la moindre complication.

Il n'en est cependant pas toujours ainsi, et il faut faire une réserve à l'égard de l'influence que peuvent exercer l'accouchement et les suites de couches sur un kyste extra-utérin.

Des compressions, des déchirures d'adhérences, la rupture même du sac fœtal, dans le cas où ses parois seront incomplètement calcifiées, pourront déterminer des phénomènes inflammatoires soit au niveau du kyste, soit dans son voisinage. On verra alors apparaître une série d'accidents que nous ne faisons que signaler ici, car nous en retrouverons un peu plus loin la description à propos des différentes complications qui peuvent accompagner la rétention du fœtus.

NOTE. — L'action inverse qu'exercent les grossesses extra-utérines sur la durée, la marche et la terminaison d'une grossesse intra-utérine intercurrente est fort intéressante. Bien qu'elle ne rentre pas immédiatement dans notre sujet, nous croyons devoir en dire ici quelques mots. Cette question a été bien étudiée par Schuhl [1] qui a recherché l'influence que peut avoir la grossesse extra-utérine sur la grossesse normale, l'accouchement et les suites de couches.

La grossesse utérine qui survient dans le cours d'une rétention peut suivre une marche régulière; mais il n'est pas rare de voir se produire un avortement ou un accouchement avant terme.

L'accouchement est le plus souvent normal; mais il peut être aussi troublé dans sa marche par diverses circonstances; soit parce que le kyste fœtal plongeant dans l'excavation met un obstacle à l'engagement du fœtus utérin (c'est le cas le plus grave et il nécessite parfois une intervention spéciale); soit parce que la présence du kyste détermine une présentation défectueuse du fœtus; soit enfin parce qu'il survient des anomalies dans la contraction utérine, anomalies qui s'expliquent par la déviation de l'utérus, par l'adhérence possible du kyste fœtal à l'utérus, etc.

Enfin l'action exercée par la grossesse extra-utérine sur les suites de couches est à peu près nulle ; mais ici, ce sont les complications qui peuvent prendre naissance du côté de la tumeur qui sont le plus à craindre ; nous y avons déjà fait allusion.

En résumé, le pronostic ne laisse pas que d'avoir une certaine gravité, et l'on peut admettre avec Schuhl que la conclusion de Barnes n'a rien d'exagéré lorsqu'il dit qu' « une femme affectée de grossesse extra-utérine doit être vivement engagée à ne pas s'exposer de nouveau à être enceinte. ».

1. Schuhl. Des grossesses extra-utérines anciennes dans leurs rapports avec les grossesses utérines subséquentes. Th. Nancy. 1883.

(Barnes, *Traité des maladies des femmes*, trad. Cordes, 1876, p. 377).

Dans un autre ordre de faits, il ne s'agit plus d'une grossesse utérine survenant dans le cours de la rétention d'un fœtus extra-utérin, intercurrente en un mot, mais bien d'une véritable grossesse gémellaire; les deux gestations intra et extra-utérines sont contemporaines.

Dans ces cas, les conditions sont toutes différentes. L'évolution de la grossesse utérine est ici entièrement subordonnée à celle de la grossesse extra-utérine, et subit fatalement le contre-coup des différentes terminaisons de cette dernière. Quant à la grossesse extra-utérine elle suit son évolution habituelle, se terminant tantôt par rupture tantôt par rétention. Son pronostic ne paraît pas influencé défavorablement par la coexistence de la grossesse intra-utérine. Parry, qui a réuni 21 observations de cette variété de grossesse gémellaire, a trouvé que quatorze femmes avaient succombé, ce qui donne comme proportion de mortalité 66,66 p. 100. Or, ce chiffre ne diffère pas sensiblement de celui de la mortalité générale dans la grossesse extra-utérine qu'il évalue à 67.20 p. 100. Dans un travail sur le même sujet, Browne [1] a réuni vingt-quatre cas sur lesquels il y eut quinze terminaisons fatales; cette proportion est à peu près la même que celle de Parry.

On comprend que certaines considérations spéciales au point de vue de l'intervention puissent surgir dans ces cas singuliers de grossesses intercurrentes ou de grossesses gémellaires. C'est là une question qui rentre dans le traitement de la grossesse extra-utérine ; nous en trouverons chemin faisant des exemples.

1. Browne. Gynecolog. Transact., vol VI, 1882; mémoire traduit dans les Ann. de Gyn., janvier 1883, p. 48.

II. RÉTENTION AVEC ACCIDENTS SANS OUVERTURE DU KYSTE

Ainsi que nous l'avons dit, les faits de rétention sans accidents sont rares. La mort du fœtus est le plus souvent le point de départ de complications graves L'époque à laquelle elles apparaissent est très variable. Tantôt, c'est immédiatement après la mort du produit de conception qu'on les voit se manifester; tantôt, au contraire, elles surviennent plus ou moins tardivement. Il est même singulier de voir combien cette apparition tardive est fréquente. C'est souvent après des mois et des années d'un calme relatif, parfois même d'une santé parfaite, alors que la femme paraissait à l'abri de tout danger, que les accidents éclatent et viennent compromettre la vie de la façon la plus grave.

Ces accidents ont le plus souvent pour origine première la putréfaction du fœtus. En effet, contrairement à ce qui se passe dans l'utérus, où la rétention d'un fœtus mort ne s'accompagne jamais de putréfaction tant que les membranes sont intactes, la décomposition du fœtus est fréquente dans les kystes extra-utérins. On a invoqué comme principale raison pour expliquer ce fait le voisinage de l'intestin, à cause des matières fermentescibles qu'il contient. Quoi qu'il en soit, la putréfaction du fœtus détermine rapidement l'inflammation et la suppuration du kyste. Consécutivement, deux éventualités sont possibles, la péritonite et la septicémie.

La péritonite peut évoluer de différentes façons. Elle est parfois aiguë, se généralise rapidement et a alors un dénouement fatal. Le plus souvent elle est lente, subaiguë ou chronique : la paroi du kyste s'épaissit, se couvre de fausses membranes; des adhérences s'établissent entre elle et le péritoine. Cette péritonite adhésive peut se généraliser et amener la mort au bout d'un temps variable, douze jours environ dans un cas de Fick [1], sept semaines dans une observation de Guichard [2], trois mois dans un fait d'Abarbanell [3]. Des poussées aiguës surviennent qui parfois enlèvent les malades, ou bien les femmes succombent en proie à la fièvre hectique. Lorsque la péritonite reste circonscrite, elle n'est pas aussi grave, et nous retrouverons ses conséquences à propos de l'élimination du fœtus.

On peut encore voir survenir une péritonite aiguë, rapidement mortelle, au cas où le kyste, soit par usure lente de ses parois, soit par rupture brusque, à la suite d'un traumatisme par exemple, vient à verser son contenu dans le péritoine. Wilson [4] a rapporté une observation dans laquelle un kyste fœtal tubaire suppuré s'ouvrit dans le péritoine et détermina une péritonite qui se termina par la mort.

En même temps que la péritonite, il n'est pas rare de voir se déclarer des symptômes de septicémie. Il est inutile d'insister sur la gravité des accidents septiques; ils conduisent lentement et sûrement à la mort, si une intervention opératoire n'a pas lieu; et encore faut-il que cette intervention ne se produise pas trop tardivement, si l'on veut avoir quelque chance de sauver la femme. Jacquemier [5] a insisté sur un mode de terminaison qui ne survient quelquefois, dit-il, que longtemps après la mort du fœtus; les femmes succombent à une sorte d'épuisement général, de cachexie; cependant l'autopsie ne révèle aucune trace d'inflammation péritonéale et le kyste fœtal n'est le siège d'aucune altération particulière.

Il nous reste à signaler des faits beaucoup plus rares qui compliquent parfois la rétention du fœtus. Une quantité considérable de liquide peut s'accumuler dans le sac, et des obser-

1. Fick. Berlin. Klin. Wochenschr., n° 16, 1867.
2. Guichard. Arch. de Tocologie, août 1877, p. 489.
3. Abarbanell. Monat. für Geb., 1859, Bd XIV, p. 188.
4. Wilson. Glasgow med. Journ. 1870, vol. II, p. 314.
5. Jacquemier. Manuel des Accouchements, 1846, t. L, p. 383.

vations d'hydramnios ont été rapportées par Depaul [1] et par Teuffel [2]. Dans le cas de Teuffel, il existait depuis deux ans une tumeur abdominale énorme; on retira par la ponction sept litres de liquide; peu après, la femme fut prise de fièvre, de diarrhée incoercible et succomba en huit jours. On trouva à l'autopsie un sac à parois épaisses, adhérent aux parties voisines et renfermant, au milieu d'un liquide abondant, un fœtus macéré, arrivé au terme de la grossesse.

Dans d'autres cas, le kyste fœtal exerce une compression telle sur les organes qui l'entourent qu'il détermine des accidents mécaniques parfois très graves. L'occlusion intestinale a quelquefois été observée. Chevalier [3] a publié un fait d'obstruction du rectum par un sac fœtal situé dans le cul-de-sac de Douglas; la femme succomba, et on trouva à l'autopsie le rectum absolument aplati et l'S iliaque complètement oblitéré par un amas considérable de matières fécales; la poche renfermait un fœtus de trois mois.

On a vu ces mêmes accidents se produire dans le cours d'une rétention ancienne et déterminer un dénouement fatal. Pletzer [4] a observé un cas d'étranglement interne causé par un lithopédion dont l'existence datait de quinze mois. Hornung [5] en a cité un fait chez une femme dont la grossesse remontait à dix ans. Œttinger [6] a rapporté à la Société anatomique l'observation d'une femme qui a succombé à des accidents d'obstruction intestinale incomplète et de péritonite causés par la présence d'un lithopédion de seize années de date.

C'est ici le lieu de rappeler ce que nous avons indiqué plus haut à propos de la possibilité d'accidents produits par la présence de kystes extra-utérins très anciens, alors même qu'ils

1. Depaul. Archiv. de Tocol., 1874, p. 336.
2. Teuffel. Arch. für Gyn., 1883, Bd XXII, p. 57.
3. Chevalier. Arch. Tocol., 1882, p. 73.
4. Pletzer. Monat. für Geb., 1867, Bd XXIX, p. 212.
5. Hornung. Œsterr. medic. Jahrb., 1838, Bd XXI, p. 353.
6. Œttinger. Bull. soc., an. 1883, 4e s., t. VIII, p. 286.

sont transformés en lithopédions. Il n'est pas rare de voir la santé s'altérer chez des femmes qui portaient leurs tumeurs depuis plusieurs années sans en éprouver d'inconvénients. Elles se plaignent d'une sensation de gêne et de pesanteur inaccoutumées dans le ventre; elles ressentent des douleurs abdominales parfois très vives, et peuvent s'en trouver même assez incommodées pour venir réclamer une intervention chirurgicale.

Dans d'autres cas, ce sont des accidents encore plus sérieux qui se produisent, comme ceux de l'occlusion intestinale dont nous venons de signaler des exemples, parfois même des accidents inflammatoires de la plus haute gravité.

III. RÉTENTION AVEC OUVERTURE DU KYSTE

Sous l'influence du travail inflammatoire qui envahit lentement la séreuse péritonéale à la surface du kyste, des adhérences de plus en plus solides s'établissent entre ce dernier et les parties avoisinantes. Aussi se trouve-t-il bientôt intimement soudé soit à la paroi abdominale antérieure, soit aux différents viscères qui l'entourent. Lorsque la suppuration se déclare dans l'intérieur du kyste, elle tend, au bout d'un certain temps, à se faire jour à travers ses parois, qui s'amincissent bientôt en un ou plusieurs endroits. Un travail ulcératif se fait ; finalement, le kyste entre en communication avec l'extérieur ou bien avec la cavité d'un viscère voisin. Parfois, le fœtus est expulsé en entier par cette ouverture ; le plus souvent, le contenu du kyste se vide lentement sous forme de pus, de lambeaux sphacélés, d'os dénudés. Dans certains cas, l'ouverture reste étroite et fistuleuse, insuffisante pour donner passage à autre chose qu'à des liquides ou à de très petits débris fœtaux, et ce fait nécessite ordinairement une intervention chirurgicale.

Cette élimination ne s'effectue pas sans retentir sur l'état général de la mère, à laquelle l'abondance de la suppuration, la résorption putride, etc., peuvent faire courir de nouveaux dangers. Nous allons indiquer successivement les différentes voies par où l'issue peut avoir lieu et étudier, pour chaque cas en particulier, la marche des accidents, leur durée, leur pronostic.

Ouverture à la paroi abdominale antérieure. — Il y a longtemps que le fait de l'ouverture à la paroi abdominale d'abcès contenant des parties fœtales a été observé. L'une des observations les plus anciennes est celle d'Albucasis, rapportée par Sue (le jeune)[1]. Chez une femme ayant dépassé le terme de la grossesse de quelques mois sans accoucher, Albucasis vit se former au nombril une tumeur qui s'abcéda et laissa échapper du pus et des os. Ce fait fut d'ailleurs attribué par le médecin arabe à l'issue d'un fœtus qui avait été retenu dans la matrice.

L'ouverture se fait tantôt au niveau de l'ombilic même, tantôt à une certaine distance de lui, mais presque toujours sur la ligne médiane; elle reste ordinairement petite, et dans la plupart des cas on est obligé de l'agrandir pour faciliter la sortie des diverses parties du fœtus ou pour les extraire. Le fœtus est le plus souvent dans un état de putréfaction très avancée; l'élimination a lieu par lambeaux dont il est difficile de reconnaître la provenance (parties molles du fœtus, placenta, fausses membranes, etc.); les os sortent un à un, et lorsque l'expulsion est laissée complètement à la nature, elle peut durer fort longtemps.

Bouzol[2] a signalé une complication singulière qu'il a vu se produire dans un cas. Une anse d'intestin vint faire hernie par l'orifice abdominal et s'y étrangla ; on fut obligé d'inciser l'intestin et d'établir un anus contre nature. La femme guérit

1. Sue (le jeune). Essais historiques sur les Accouchements, t. I, p. 101.
2. Bouzol. Lyon médical, 21 décembre 1884.

d'ailleurs complètement : l'anus artificiel s'oblitéra plus tard spontanément.

Quelle est la fréquence de l'élimination par la voie abdominale? Quel en est le résultat pour la patiente? Sur 248 femmes qui survécurent au delà du terme, Parry[1] a relevé 40 fois cette terminaison, ce qui donne le chiffre de 16, 12 p. 100. De ces 40 cas, 10 se terminèrent par la mort (mortalité : 25 p. 100). La statistique de Parry, qui a l'avantage de porter sur un grand nombre de faits, a, par cela même, une grande valeur. Toutefois, nous ferons remarquer que les chiffres donnés par d'autres auteurs indiquent un pronostic plus favorable. C'est ainsi que sur 21 faits d'ouverture abdominale spontanée, Mattei[2] n'a trouvé qu'un seul cas de mort. Sur 28 cas, Puech[3] a relevé 4 terminaisons fatale; Cauwenberghe[4] a signalé une fois la mort sur 23 faits. Deschamps[5], sur 5 cas qu'il a rencontrés dans ses observations, a noté 5 guérisons.

Il est évident que ces divergences doivent provenir des conditions différentes dans lesquelles les malades se trouvaient placées et du traitement qui a été suivi. Malheureusement, ces conditions ne sont pas indiquées dans la plupart des statistiques que nous venons de citer : ce sont des chiffres pris en bloc, dont on ne peut tirer de conclusions absolues.

Nous croyons la question d'intervention très importante, et telle malade abandonnée à elle-même succombera à la longue durée de l'élimination, qu'un traitement fait en temps opportun et bien dirigé aurait pu sauver. Nous y reviendrons à propos du traitement.

Quoi qu'il en soit, si l'on considère les chiffres qui précèdent sans entrer dans les détails, on peut conclure d'une façon

1. Parry. *Loc. cit.*, p. 165.
2. Mattei. *Loc. cit.*, p. 13.
3. Pour la statistique de Puech, voy. Courty. Traité pratique des mal. de l'utérus, 1881, p. 1328.
4. Cauwenberghe. Des grossesses extra-utérines, Bruxelles, 1867.
5. Deschamps. *Loc. cit.*, p. 19.

générale que l'issue par la voie abdominale n'est pas exempte de dangers, mais qu'elle offre cependant de grandes chances de salut pour les femmes.

Ouverture dans l'intestin. — L'ouverture d'un kyste fœtal extra-utérin dans les différents points de la partie sous-diaphragmatique du tube digestif a de tout temps attiré l'attention des médecins.

Nous ne nous arrêterons pas aux faits de communication avec l'estomac, tellement ils sont rares. Parry [1] n'en a trouvé qu'un d'authentique, celui de Darby. Dans ce cas, il y avait eu issue spontanée du contenu kystique par la paroi abdominale, et c'est après avoir agrandi l'ouverture et extrait le fœtus que Darby vit l'estomac se vider complètement dans le kyste, par un orifice large et irrégulier d'environ cinq centimètres [2]. Quant aux faits de soi-disant expulsion d'un produit de grossesse extra-utérine au milieu d'efforts de vomissements, faits admis par Petit, Moreau, Chailly Honoré, nous pensons comme Parry qu'on ne peut leur accorder aucune créance.

Lorsque l'ouverture se fait dans l'intestin, c'est bien plus souvent le gros intestin que l'intestin grêle qui se met en communication avec le kyste, et le rectum est, de toutes les parties du gros intestin, celle qui est le plus fréquemment le siège de la perforation ; ajoutons qu'il peut y avoir plusieurs perforations siégeant à des hauteurs différentes.

Au point de vue historique, il convient de rappeler ici, comme la plus ancienne, la belle observation de Littre, qui, en présence d'un cas d'élimination de matières fétides et de débris osseux par le rectum, constata l'existence d'un orifice dans cet intestin, intervint pour extraire le reste du fœtus, et y réussit : la guérison de la femme justifia cette tentative hardie.

La communication de la cavité du kyste avec l'intestin s'annonce ordinairement par des symptômes particuliers. La femme

1. Parry. *Loc. cit.*, p. 163.
2. Littré. Hist. de l'Ac. des sciences, 1702, p. 234.

éprouve des douleurs dans le ventre; elle souffre en allant à la garde-robe et elle expulse un liquide séro-sanguinolent d'une odeur repoussante; parfois une véritable hémorrhagie intestinale se produit, comme dans une observation de Cohen [1]; puis l'élimination du fœtus a lieu, ou en totalité ou partiellement.

L'expulsion totale a été notée dans un certain nombre de cas : tantôt elle se fait spontanément, témoins les faits rapportés par Pigeolet [2], Burckhardt [3], Frisack [4], etc.; tantôt elle doit être complétée artificiellement, ainsi que cela a été fait par Woodbury [5], Howald [6], Janvrin [7], Kœnig [8], etc. Dans d'autres cas, on va rechercher les fragments dans l'intestin et il n'est pas rare d'atteindre avec le doigt l'orifice de la communication qui existe entre le rectum et le kyste. Nous retrouverons ces faits au traitement.

L'expulsion partielle est bien plus fréquente : la malade rend en allant à la garde-robe, souvent avec du ténesme et des efforts très douloureux, des débris putréfiés plus ou moins volumineux, mélangés de pus et de sang, et des fragments de squelette. Cette élimination a une durée très variable, mais en général elle est lente et se continue pendant des semaines et des mois. Elle peut même se produire d'une façon intermittente durant des années, et dans un cas rapporté par Spæth [9], elle s'est prolongée plus de vingt ans.

Pendant toute la durée de cette expulsion, la santé de la femme peut rester bonne, et en dehors des phénomènes douloureux qui résultent de l'élimination du fœtus, elle n'éprouve

1. Cohen. Allgem. med. Central Zeitung, 1858, n° 91.
2. Pigeolet. Bull. Acad. méd. Belg., t. XV, n° 1, 1879.
3. Burckhardt. Berlin. Klin. Woch., 1881, n° 47, p. 698.
4. Frisack. Norsk. Magaz. f. Lägewid, 1882, Bd XII, p. 267.
5. Woodbury. Philad. med. Times, novembre 1873.
6. Howald. Corr. Blatt. f. Schweiz. Ærzte, 15 juillet 1873.
7. Janvrin. Am. Journ. of obst., 1875, p. 428.
8. König. Wiener med. Press, 1883, p. 472.
9. Spæth. Wurtemb. medic. Corresp. Blatt., 1838, Bd VIII.

aucun trouble général. Mais dans d'autres cas, il survient des accidents de septicémie lente ; la femme maigrit, a des sueurs profuses, de la fièvre le soir; elle se cachectise et finit par succomber. Ce dernier fait s'observe surtout lorsque la communication du kyste avec l'intestin siège très haut et rend impossible toute intervention chirurgicale du côté du rectum. Nous verrons que, dans ces cas, la laparotomie devient indiquée et qu'elle a parfois donné de bons résultats.

L'époque de la rétention à laquelle peut survenir l'accident qui nous occupe est très variable. Tantôt l'élimination par l'intestin commence quelques semaines ou quelques mois après la mort du fœtus ; tantôt, au contraire, elle a lieu beaucoup plus tardivement et après que la femme est restée longtemps en parfaite santé. Cette apparition tardive se retrouve à propos de tous les accidents de la rétention, et elle montre combien le pronostic de cette rétention doit toujours être réservé. En ce qui concerne l'issue par le rectum, cette terminaison n'a parfois été observée que plusieurs années après la cessation de la vie de l'enfant. Elle survint au bout de huit ans dans un cas publié par Atkinson [1], de treize ans dans un fait de Underwood [2], de quatorze ans dans les observations de Lang [3] et de Gripouilleau [4], de vingt-sept ans dans celle de Laupus [5], de vingt-huit ans dans celle de Benicke [6]. Enfin Metcalfe [7] a rapporté l'histoire d'une femme qui portait un kyste extra-utérin depuis quarante-trois années et qui jouissait d'une excellente santé, lorsqu'à l'âge de soixante-huit ans elle se mit à expulser des fragments osseux par le rectum.

En consultant Parry [8] pour nous renseigner sur la fré-

1. Atkinson. The med. Record, 1881, t. XIX, p. 49.
2. Underwood. London med. Journal, 1787 (cité par Metcalfe).
3. Lang. Memorabilien, 1873, n° 10.
4. Arch. de Tocologie, 1874, p. 703.
5. Laupus. Inaug. Dissertat. Göttingen, 1876.
6. Benicke. Berlin. Klin. Woch., 2 août 1875, p. 434.
7. Metcalfe. Med. Times and Gaz., 1872, t. I, p. 655.
8. Parry. *Loc. cit.*, p. 166.

quence de cette terminaison, nous trouvons que, parmi ses deux cent quarante-huit faits, il l'a constatée soixante-cinq fois (26,20 p. 100). Elle se montrerait donc environ chez le quart des femmes pendant le cours de la rétention. Mattei (*loc. cit.*) donne une proportion un peu plus considérable : 30 fois sur cent cas.

Quant au pronostic, il est estimé très diversement ; Parry donne le chiffre de 34 morts pour cent, Deschamps, celui de 43 pour cent, et, d'après Mattei, la mortalité serait de 61 pour cent. Évidemment ce dernier chiffre est exagéré et la terminaison de la grossesse extra-utérine par élimination dans l'intestin ne comporte pas une pareille gravité.

Cependant, si nous comparons les chiffres donnés plus haut, quelle que soit leur dissemblance, à ceux que nous avons indiqués à propos de l'élimination par la voie abdominale, nous voyons que la gravité est incontestablement plus grande quand l'issue a lieu par l'intestin que lorsqu'elle se produit par l'abdomen.

Ajoutons que le pronostic de l'élimination par l'intestin est assombri par les complications qui peuvent survenir ultérieurement du côté de l'intestin lui-même, telles qu'un rétrécissement cicatriciel. Ce fait a été observé par Benham[1], et les accidents d'occlusion qui survinrent nécessitèrent la colotomie lombaire.

Parmi les nombreuses observations d'élimination par l'intestin que nous avons consultées en vue de ce travail, nous en avons rencontré un certain nombre qui sont postérieures à l'année 1876, époque à laquelle a paru le livre de Parry. Nous avons réuni toutes celles qui nous sont ainsi tombées sous les yeux, et nous donnons ci-après le tableau de ces dix-huit cas. Au milieu de ces faits, il s'en trouve plusieurs où on a été obligé de recourir à une extraction manuelle ou instrumentale.

1. Benham. Brit. med. Journ., 16 septembre 1876.

Le nombre de ces observations est trop insuffisant pour nous permettre d'asseoir un pronostic et de l'opposer à celui de Parry. Nous nous bornons à faire remarquer que le chiffre de mortalité que nous avons trouvé (une mort seulement sur dix-huit cas, c'est-à-dire 5, 55 p. 100) est de beaucoup inférieur à celui du médecin américain qui est cependant le plus faible de tous.

Ouverture dans le vagin. — Beaucoup moins fréquente que les terminaisons précédentes, l'ouverture du kyste dans le vagin apparaît comme elles à une époque indéterminée de la rétention. Tantôt, c'est peu après la mort du fœtus qu'elle se produit ; tantôt, l'élimination ne survient que plus tard ; dans une observation de Priestley [1], elle ne s'est montrée qu'au bout de 12 ans.

Cette issue se traduit par un écoulement purulent très fétide auquel se trouvent mélangés du sang, des débris membraneux et des fragments du squelette fœtal. Elle peut durer plusieurs mois ; dans un cas de Purefoy [2], elle se prolongea pendant plus d'une année et se termina par la guérison.

Il est rare que l'expulsion du fœtus ait lieu en totalité Schmitt [3] a signalé un cas singulier, dans lequel, un mois après le terme de la grossesse et la mort du fœtus, la femme fut prise de douleurs d'expulsion. Pendant l'examen, une ampoule fortement tendue, qui proéminait dans le vagin, se rompit et il s'écoula au dehors un liquide fétide ; en même temps, le bras droit descendit dans le vagin. La version tentée fut absolument impossible ; la femme succomba en quelques heures ; à l'autopsie, on trouva un fœtus extra-utérin fortement enclavé dans le bassin et se présentant par l'épaule droite ; une une longue fissure intéressait le vagin et le péritoine. Dans

1. Priestley. Obst. Trans., 1880, vol. XXI, p. 24.

2. Purefoy. Dublin Journ. of med sc., avril 1877, p. 362.

3. Schmitt. Memorabilien, 1874, n° 11, Anal. in Rev. des sc. med., 1876, t. VIII, p. 251.

TABLEAU DE 18 CAS D'ÉLIMINATION PAR LE RECTUM

	DURÉE DE LA RÉTENTION.	MODE D'ÉLIMINATION.	TERMINAISON.
1. Benham (H.-J.) (Brit. med. Journ., 16 sept. 1876).....	3 mois	spontanée par fragments	Accidents d'occlusion intestinale consécutifs. Colotomie lombaire. Amélioration.
2. Laupus) Inaug. diss. Göttingen, 1876)...............	27 ans	spontanée	guérison
3. Weiss (Arch. Toc., décembre 1877, p. 749)...........	qq. mois	extraction instrumentale	guérison
4. Storer (New York med. Record, 5 oct. 1878)...........	»	spontanée par fragments	guérison.
5. Thomas (G.)(New York med. Record, 1879, vol. XV, p. 18)...	qq. jours	spontanée	guérison
6. Thomas (G.)(New York med. Record, 1879, vol. XV, p. 18)...	qq. jours	spontanée	guérison
7. Kjönig (Norsk. mag. für Lægewid, 1878, Bd VIII, p. 130)...	2 ans	spontanée fœtus de 6 mois	guérison
8. Pinard (Observ. recueillie par Deschamps. France méd., 28 mai 1879).............	5 mois	extraction instrumentale par fragments	guérison
9. Pigeolet (Bull. acad. med. Belg., 1879, t. XV, n° 1)....	1 mois	spontanée en totalité, fœtus de 3 mois	guérison
10. Carter (Obst. Transac., 1881, vol. XXII, p. 166)........	6 ans	spontanée par fragments	guérison
11. Atkinson (The med. Record, 1881, t. XIX, p. 49)......	8 ans	id.	guérison

TABLEAU DE 18 CAS D'ÉLIMINATION PAR LE RECTUM

	DURÉE DE LA RÉTENTION.	MODE D'ÉLIMINATION.	TERMINAISON.
12. Bulteau (Union méd. Nord-Est, oct. 1881)............	qq. jours	spontanée par fragments	mort
13. Bürckhardt (H.)(Berl. Kl woch., 31 nov. 1881, n° 47, p. 698). .	»	spontanée en totalité	guérison
14. Frisack (Norsk. mag. für Lægewid, 1882, Bd. 12, p. 267)...	qq. semaines	spontanée en totalité; fœtus de 5 mois	guérison
15. De Brun du Boisnoir (H.) (Soc. anat., 27 oct. 1882).	7 ans	spontanée par fragments	guérison
16. Koenig (Wien. med. Presse, 1883, p. 472)...........	»	extraction manuelle	guérison
17. Alderson (Med. Times, 12 juil. 1884, p. 63)............	»	spontanée	guérison
18. Michie (Brit. med. Journ., 12 avril 1884, p. 715)........	8 mois	extraction, fœtus à terme	guérison

ce fait, l'expulsion par le vagin ne put avoir lieu à cause de l'obstacle apporté par la présentation de l'épaule. Si la femme avait survécu, il est probable que le fœtus aurait été éliminé partiellement par l'ouverture vaginale ou qu'on aurait pu en faire l'extraction en le morcelant.

La statistique de Parry (*loc. cit.*, p. 165) nous montre que l'issue par la voie vaginale n'est pas fréquente, car il n'a pu en réunir que 12 cas sur 248, à peu près 5 sur 100.

Quant au pronostic, cet auteur le considère comme grave puisque, sur ces 12 femmes, 5 sont mortes (mortalité : 41,66 p. 100). Mais ici encore nous trouvons de grandes divergences dans les diverses statistiques. Pour Mattei, la mortalité est de 28,5 p. 100; pour Puech de 21,7 p. 100; pour Deschamps de 33 p. 100. Aussi, tandis que Parry assigne à cette terminaison un pronostic plus favorable qu'à l'issue par le vagin, les auteurs que nous venons de citer admettent au contraire que l'élimination par la voie vaginale est moins grave. Nous pensons, comme Deschamps, qu'il faudrait un nombre beaucoup plus considérable d'observations pour arriver à une conclusion certaine.

Ouverture dans l'utérus. — Nous ne faisons que mentioner la possibilité de l'issue du fœtus par la matrice. Cette éventualité est en effet très rare et elle présente une gravité exceptionnelle. Galabin[1] en a rapporté un exemple remarquable. Une femme ayant dépassé de deux mois le terme de sa grossesse présentait par le vagin un écoulement brunâtre et fétide : on dilata l'orifice du col et on trouva une présentation très élevée du siège; l'expulsion eut lieu spontanément; mais malgré des lavages intra-utérins, la femme succomba peu après. A l'autopsie, on constata qu'une ouverture arrondie faisait communiquer l'utérus avec un kyste extra-utérin, dont la paroi était en partie gangrenée et dans l'intérieur duquel adhérait le placenta.

1. Galabin. Obst. Trans., 1876, v. XVIII, p. 82.

Ouverture dans la vessie. — La communication du kyste avec la vessie est rare. L'élimination spontanée de lambeaux sphacélés et même d'os est possible à cause de la dilatabilité du canal de l'urèthre ; elle a été observée par White [1], Symonds [2], Hine [3], etc... Dans le fait de Hine, l'expulsion des os par l'urèthre dura neuf ans. La malade, comme celle de Symonds, conserva une fistule utéro-vésicale.

Nous verrons que l'on est parfois intervenu pour extraire les débris osseux contenus dans la vessie, où leur présence simulait celle d'un calcul.

Parry a noté 9 fois cette terminaison, avec 5 morts. Puech, qui a pu en réunir 17 cas, n'a relevé que 3 décès. Il est difficile de baser un pronostic sur des chiffres aussi différents.

Ouverture du kyste par des voies multiples. — Dans quelques cas on a vu le kyste fœtal s'ouvrir sur plusieurs points à la fois et se mettre en communication avec des voies d'élimination diverses : le vagin et le rectum (Worship et Simon, cités par Parry, *loc. cit.*, p. 167), l'abdomen et la vessie (Schultze [4]), le rectum et la vessie (Raskiewicz [5], Hayem et Giraudeau [6]), le vagin et la vessie (Mounier [7]), l'abdomen et l'intestin (Adams [8], Poincaré [9], Maurin [10]), l'abdomen, l'S iliaque et l'utérus (Rasch [11]), etc... Dans plusieurs de ces faits, les femmes ont guéri : on comprend d'ailleurs combien le pronostic doit varier suivant chaque cas en particulier.

Une des conséquences les plus rares et les plus curieuses de l'ouverture multiple du kyste dans les viscères voisins est la

1. White. New York med. Rec., 1878, vol. XV, p. 275.
2. Symonds. The Lancet, 1883, p. 405.
3. Hine. The Lancet, 16 mars 1883.
4. Schultze. Jenasche Zeitschr., 1864, Bd I, p. 381.
5. Raskiewicz, cité par Deschamps, *loc. cit.*, p. 80.
6. Hayem et Giraudeau: Arch. Toc., 1882, p. 481.
7. Mounier. Progrès médical, 1884, p. 1010.
8. Adams. Gaz. médic., août 1872.
9. Poincaré. Arch. Tocol., novembre 1878, p. 667.
10. Maurin. Arch. Tocol., 1875, p. 563.
11. Rasch. Obst. Trans., 1884, vol. XXV, p. 113

communication du vagin avec l'intestin par l'intermédiaire de la cavité kystique. Il se forme alors une fistule *intestino-kysto-vaginale*, suivant l'expression du Dr L.-H. Petit [1] qui a consacré à ces faits une description particulière dans son remarquable travail sur l'anus iléo-vaginal. M. Petit n'a trouvé dans la science que deux observations de ce genre, l'une de Colman [2], l'autre de Müller. Dans celle de Colman, « l'ouverture du kyste dans le vagin se fit après inflammation spontanée, quelques mois après le terme normal de la grossesse. On retira l'une après l'autre toutes les parties du fœtus putréfié. La communication entre l'intestin et la cavité du kyste se fit au cinquième jour; la malade guérit. Dans le cas de Müller, le kyste resta indifférent pendant trois ans apres le terme normal de la grossesse ; alors, à la suite d'une nouvelle grossesse intra-utérine suivie d'avortement provoqué au quatrième mois, le kyste s'enflamma ; on l'ouvrit par le cul-de-sac postérieur du vagin et on en retira tout le contenu ; deux jours après, des matières fécales sortirent par cette voie. La femme mourut d'épuisement. » On retrouvera publiée plus loin l'intéressante observation de Müller (*V. Élytrotomie*).

Pour résumer ce qui concerne tous les faits d'élimination que nous venons de passer en revue, nous dirons que l'issue par l'intestin est celle qui est la plus fréquemment observée au cours de la rétention d'un fœtus extra-utérin : environ dans le quart des cas.

Vient ensuite l'ouverture à la paroi abdominale qui survient en moyenne dans le cinquième des cas.

L'élimination par le vagin et la vessie offre à peu près la

1. L.-H. Petit. De l'anus contre nature iléo-vaginal, Ann. de Gynécologie, décembre 1882, janvier, février, avril, mai, juin et juillet 1883.
2. Colman. The medic. and phys. Journ. London, 1799, vol. II, p. 262.

même fréquence : elle ne se montre guère que sept ou huit fois sur cent cas.

Quant au pronostic, ce que nous avons dit plus haut nous dispense d'y insister longuement. La comparaison entre les diverses statistiques est trop difficile pour qu'on puisse en tirer des données sérieuses. Il est cependant certain que de toutes les voies d'éliminations, c'est la voie abdominale qui offre le moins de danger. L'ouverture dans l'intestin ou dans le vagin est plus grave, sans qu'il soit possible d'indiquer nettement la différence du pronostic de ces deux éventualités.

Enfin, l'élimination par la vessie, si l'on s'en rapporte au chiffre de Puech, qui est le plus considérable, présenterait un pronostic plus sérieux que celui de l'issue abdominale et moins grave que celui de l'ouverture dans l'intestin ou le vagin.

DEUXIÈME PARTIE

TRAITEMENT DE LA GROSSESSE EXTRA-UTÉRINE

Nous venons de voir à combien de dangers multiples sont exposées les femmes chez lesquelles existe une grossesse extra-utérine. Pendant les premiers mois, c'est une rupture du kyste, presque toujours mortelle, qui les menace. Si elles y échappent ou si elles lui survivent, la rétention du fœtus mort est moins grave peut-être, mais encore pleine de périls ; la terminaison par lithopédion est rare, et, quand elle se produit, il n'est même pas possible de compter sur la sûreté de la guérison après de longues années écoulées sans accidents ; le plus souvent d'ailleurs la rétention s'accompagne d'une série de complications qui peuvent aboutir à la mort.

En présence d'un pronostic aussi grave, on comprend toute l'importance qu'acquiert la question du traitement de la grossesse extra-utérine. Est-il possible de secourir efficacement la femme, à quelque période de la gestation qu'on soit appelé auprès d'elle ? Peut-on la soustraire aux accidents qui la menacent ? Peut-on enfin espérer la sauver lorsque ces accidents se sont déclarés ? Il y a longtemps que ces différents points ont été discutés et qu'on s'est efforcé de les résoudre. Toutefois, il faut bien le dire, c'est surtout dans ces dernières années que le problème a été abordé dans tous ses détails et que des indications d'intervention restées jusqu'alors dans l'ombre ont été mises en lumière. De plus, le traitement de la grossesse extra-utérine a bénéficié des immenses progrès réalisés par la chirurgie abdominale et des bienfaits de la méthode antiseptique. Il suffit de parcourir le chapitre « Traitement » du livre de Parry, dont la publication ne remonte pourtant qu'à dix années, pour se rendre compte de l'importance de l'évolution qui s'est accomplie. Des méthodes nouvelles ont surgi, les procédés opératoires se sont perfectionnés, des interventions hardies ont été tentées, souvent couronnées de succès.

La question elle-même si difficile et si délicate du diagnostic, à la suite des nombreuses recherches dont elle a été l'objet, semble moins ardue à résoudre. Or l'importance de ce diagnostic ne peut échapper à personne. Si l'on se reporte, en effet, à ce que nous avons dit du pronostic, on voit combien il diffère suivant la variété de grossesse extra-utérine, c'est-à-dire suivant qu'il y a grossesse tubaire ou grossesse abdominale ; car on peut admettre, avec Depaul, qu'au point de vue clinique on n'a à considérer que ces deux espèces. Tout le danger de la première réside dans l'imminence d'une rupture dont nous avons vu la fréquence dans les premiers mois de la gestation ; la seconde, au contraire, évolue ordinairement sans rupture, peut aller à terme et se terminer par rétention. On comprend toute l'utilité qu'aurait le diagnostic fait de bonne heure, non pas seulement de la grossesse elle-même, mais de sa variété. Malheureusement, ce diagnostic reste souvent incertain.

On ne peut guère avoir que des soupçons sur l'existence d'une grossesse utérine commençante. Que sera-ce lorsqu'il s'agira d'une grossesse extra-utérine, et, en supposant cette dernière reconnue, comment diagnostiquera-t-on sa variété ? Cependant, si l'on n'en est réduit qu'à des probabilités, il faut avouer qu'à la suite d'examens très attentifs, minutieux et répétés, ces probabilités pourront parfois devenir très grandes et suffisantes pour motiver telle ou telle intervention.

Il est vrai que, pour la ligne de conduite à suivre dès les premiers mois, on peut, ainsi que le conseille Keller[1], admettre qu'il s'agit toujours d'une grossesse tubaire, puisque c'est elle qui offre les plus grands dangers. L'hésitation deviendrait même impossible si l'on accepte les vues de L. Tait, qui, nous l'avons dit, n'admet que la forme tubaire au début.

Quoi qu'il en soit, sans insister davantage sur le diagnostic dont l'étude ne rentre pas dans notre sujet, nous supposerons dans tout ce qui va suivre que ce diagnostic est résolu. Dans ces conditions, nous aurons à passer en revue les différentes méthodes de traitement qu'on peut employer dès le début de la grossesse extra-utérine et durant tout le cours de son évolution.

L'ordre que nous suivrons sera le même que celui que nous avons adopté pour décrire les terminaisons.

Nous nous occuperons donc, dans un premier chapitre, des cas où il y a véritablement grossesse, c'est-à-dire de ceux dans lesquels l'enfant est vivant, et nous aurons à étudier successivement :

I. Le traitement pendant les premiers mois ; 1° avant la rupture ; 2° au moment de la rupture.

II. La conduite à tenir quand la grossesse est arrivée dans sa seconde moitié, près du terme ou à terme.

Nous passerons, dans un second chapitre, au traitement pendant la rétention, et nous envisagerons les deux cas suivants : 1° le traitement quand il n'y a pas d'ouverture du kyste ; 2° le traitement quand le contenu du kyste s'est fait jour au dehors. Nous étudierons enfin à part, une fois les indications générales posées, ces deux grandes méthodes de traitement : la gastrotomie et l'élytrotomie.

1. Keller. Des grossesses extra-utérines. Th. Paris, 1872.

CHAPITRE PREMIER

TRAITEMENT PENDANT LA GROSSESSE

Avant d'entrer dans l'étude du traitement curatif, le seul qui nous intéresse réellement, nous devons dire quelques mots du traitement palliatif, qui consiste à prévenir les accidents qui pourraient se présenter, et des soins médicaux que réclame l'état général de la femme chez laquelle il existe une grossesse extra-utérine.

Au début, on s'efforcera d'empêcher la rupture en recommandant à la femme de ne se livrer à aucun travail pénible, d'éviter tout effort, tout traumatisme, de garder autant que possible le repos.

Les douleurs abdominales seront calmées par les préparations opiacées et surtout les injections sous-cutanées de morphine, plutôt que par les anesthésiques dont l'emploi pourrait déterminer de dangereux efforts de vomissements. Contre les pertes de sang, on prescrira le décubitus dorsal, les réfrigérants, etc.

S'il existe de la constipation, elle sera combattue à l'aide de lavements émollients ou de purgatifs doux ; on se gardera bien de l'emploi des drastiques. On surveillera avec soin le fonctionnement de la vessie, et s'il survient de la cystite et de la dysurie, on les calmera par les moyens appropriés.

Les poussées aiguës de péritonite si fréquentes au cours de la grossesse extra-utérine seront traitées par la glace, l'opium, les vésicatoires, etc.

Alors même que la grossesse sera assez avancée pour qu'on n'ait plus à craindre la rupture, on fera encore garder le repos à la femme; on soutiendra ses forces à l'aide des toniques généraux.

Tous ces soins peuvent se résumer ainsi : avoir surtout pour but de prévenir l'apparition de complications du côté du kyste ; faire une médication appropriée aux symptômes ; soutenir les forces de la femme pour la mettre en état de résister aux accidents et la placer dans les meilleures conditions possibles en cas d'intervention.

I. TRAITEMENT PENDANT LES PREMIERS MOIS AVANT LA RUPTURE DU KYSTE

La première idée qui se présente naturellement à l'esprit lorsqu'on soupçonne l'existence récente d'une grossesse extra-utérine est d'interrompre cette grossesse pour éviter à la femme le danger formidable d'une rupture. En pareil cas, personne n'a jamais songé à compter avec la vie de l'enfant et à se bercer de l'espérance illusoire que, la rupture n'ayant pas lieu, l'enfant pourrait aller à terme et être extrait vivant par une opération.

Des moyens divers ont été proposés pour couper court, par la mort de l'enfant, aux éventualités d'une rupture. Il en est un certain nombre auxquels nous ne nous arrêterons pas, car ils n'ont qu'un intérêt historique et ne méritent pas d'être discutés.

Ritgen[1] a conseillé la *cure de la faim* qui consiste à administrer chaque jour à la femme des purgatifs et à lui faire prendre de l'ergot de seigle. Il croit avoir obtenu une guérison par ce moyen.

Barnes[2] a proposé de donner à la mère de la strychnine jusqu'à dose légèrement toxique. Il s'est aussi demandé si la syphilisation de la femme ne serait pas justifiée en pareil cas (syphilisation préventive)!

Janvrin[3] a pratiqué dans un cas des injections hypodermiques d'ergotine et pense que l'élimination du fœtus qui eut lieu par l'intestin fut hâtée par leur emploi.

Enfin on a eu recours aux frictions mercurielles, à l'administration de l'iodure de potassium, aux saignées copieuses et répétées[4].

Tous ces moyens ont pour but d'agir d'une façon nocive sur le fœtus en affaiblissant la mère et en altérant sa santé. Or, il est absolument prouvé que l'épuisement de la femme est loin d'être une cause de mort pour le fœtus. Ajoutons que, parmi les moyens indiqués plus haut, il en est de dangereux, qui doivent être rejetés sans examen.

Les méthodes de traitement dont nous allons parler maintenant sont bien autrement sérieuses et méritent une discussion approfondie.

Elles ont toutes pour objet de s'attaquer directement au fœtus. Il en est une toutefois que nous laisserons de côté : c'est la compression de la tumeur proposée par Malin[5], qui a conseillé d'employer à cet effet des sacs de sable dont on augmenterait successivement le poids. Ce procédé, qui ne semble pas

1. Ritgen. Neue. Zeit. für Geb., 1840, IX, p. 206, cité par Keller (*loc. cit.* p. 54) et par Parry (*loc. cit.*, p. 201).
2. Barnes. Diseases of Women, 1874, p. 373 (cité par Parry).
3. Janvrin. Amer. Journ. of obst., nov. 1874, p. 432 (cité par Parry).
4. Keller. *Loc. cit.*, p. 54.
5. Malin, cité par Keller (*loc cit.*, p. 59).

avoir été mis en pratique, serait difficile à appliquer et ne pourrait qu'être inefficace et dangereux.

Ponction du kyste.

La ponction du kyste est l'un des moyens les plus simples qui aient été proposés pour amener la mort du fœtus. On a pensé que l'évacuation du liquide amniotique suffirait pour remplir ce but. C'est Basedow [1] qui, en 1836, a le premier eu l'idée de faire la paracentèse du sac à travers la paroi postérieure du vagin. Après lui, Kiwisch a conseillé d'évacuer le liquide amniotique avec un fin trocart, lorsque la poche est accessible par le vagin.

Simpson [2] a pratiqué cette opération chez une femme arrivée au sixième mois environ d'une grossesse extra-utérine. La ponction fut faite avec un trocart courbe par le cul-de-sac recto-vaginal. Le troisième jour, une péritonite survint qui enleva la femme en 36 heures. Il est à noter que Simpson entendit les bruits du cœur jusqu'au dernier moment. Aussi Braxton Hicks [3], répétant un peu plus tard cette opération chez une femme enceinte de trois mois et demi, se proposa-t-il non seulement d'évacuer le liquide amniotique, mais de léser directement le fœtus, et il y parvint. La femme mourut d'hémorrhagie interne le cinquième jour.

Malgré ces deux insuccès, la ponction a été répétée un certain nombre de fois. Les opérateurs y ont procédé de diverses manières. Ils l'ont effectuée tantôt par la paroi abdominale, tantôt par le vagin ou le rectum; quelques-uns l'ont fait suivre de l'aspiration du liquide; il en est qui se sont servi de trocarts capillaires, etc...

1. Basedow in Caspers Wochenschr, 1836.
2. Simpson. Edinb. med. Journ., mars 1864, t. I, p. 865.
3. Braxton Hicks. Obstetr. Trans., 1866, vol. VII, p. 95.

Quelle que soit la méthode qui ait été employée, la ponction du kyste n'a donné que de médiocres résultats, et il suffit pour s'en convaincre de parcourir les faits que nous avons pu réunir, et dont voici le résumé :

Tanner [1] fit cette opération en 1867, et il rapporte son observation comme « un cas unique ». Trois jours après la ponction, qui fut faite par le vagin, il y eut évacuation du fœtus par le rectum. La femme guérit.

Greenhalgh [2] fit la ponction par le vagin, avec un trocart capillaire, chez une femme enceinte de trois à quatre mois (guérison).

E. Martin [3] pratiqua la ponction par le vagin chez une femme enceinte de deux mois (guérison).

M. Duncan [4] ponctionna une grossesse extra-utérine de cinq à six mois (mort par péritonite trois jours après).

Routh [5] diagnostiqua chez une femme enceinte de trois mois l'existence d'une grossesse tubaire. Il fit par le rectum une ponction aspiratrice ; une hémorrhagie s'en suivit, qu'il arrêta en poussant dans le sac une injection de perchlorure de fer ; mais la tumeur se remplit de nouveau, et la femme succomba brusquement avec tous les signes d'une rupture. A l'autopsie : hémorrhagie intra-péritonéale, rupture de la trompe droite ; issue dans l'abdomen d'un fœtus de trois mois.

Barbour [6] a rapporté un fait dans lequel Simpson fit une ponction aspiratrice chez une femme enceinte de cinq mois ; le diagnostic était hésitant entre la rétroflexion d'un utérus gravide, une grossesse extra-utérine ou une hématocèle. La femme succomba et on trouva à l'autopsie, au centre d'une hématocèle récente, un fœtus macéré.

1. Tanner. Signs. and diseases of pregnancy. Philad., 1866, p. 306.
2. Greenhalgh. The Lancet, 23 mars 1867.
3. E. Martin. Monat. f. Geb., 1868, Bd XXXI, p. 248.
4. M. Duncan. Med. Times and Gaz., 1872, t. II, p. 69.
5. Routh. Obst. Trans., 1880, vol. XXI, p. 93.
6. Barbour. Edinb. med. Journ., septembre 1882, p. 220.

Gaillard Thomas [1] a fait trois fois, de propos délibéré, la ponction dans des cas de grossesse extra-utérine ; deux fois à trois mois, par le vagin, et une fois à quatre mois par la paroi abdominale ; dans le dernier cas, on soupçonnait seulement la grossesse extra-utérine et la ponction fut faite pour assurer le diagnostic. Les trois femmes succombèrent, et G. Thomas déclare, après avoir relaté ces faits, qu'il a renoncé à employer désormais la ponction dans les cas de grossesse extra-utérine.

Enfin Freund [2] rapporte un cas où, ayant diagnostiqué une grossesse tubaire, il fit la ponction du sac. Après les accidents de péritonite, la femme guérit.

Si nous résumons tous ces faits, nous voyons que sur douze cas où on a fait la ponction du kyste, il y a eu quatre guérisons (Tanner, Greenhalgh, E. Martin, Freund) et huit morts (Simpson, Braxton Hicks, M. Duncan, Routh, Barbour, G. Thomas, — trois cas).

Le chiffre de la mortalité consécutive à cette opération est donc considérable (66 environ p. 100).

On a de même remarqué que la ponction, faite à une époque plus avancée de la grossesse et employée alors comme ponction exploratrice, a donné souvent des résultats défavorables. Hutchinson [3], Simpson [4] ont signalé des cas de mort par péritonite, et ces faits ont amené Harris [5] à conclure que lorsqu'une ponction exploratrice venait à démontrer l'existence du liquide amniotique dans une tumeur, il fallait être prêt à opérer sur-le-champ.

La ponction dans la grossesse extra-utérine est donc, d'une façon générale, un procédé peu recommandable malgré sa grande simplicité. Elle expose à des accidents graves (hémor-

1. G. Thomas. Gyn. Transact., 1883, vol. VII, p. 219; et 1884, vol. IX, p. 161.
2. Freund. Arch. f. Gyn., 1883, Bd XXII, p. 113.
3. Hutchinson. The Lancet, 19 juillet 1873, II, p. 71.
4. Simpson. Edinb. med. Journ. 1877, p. 647.
5. Harris. Arch. de Tocologie, 1880, p. 101.

rhagie, péritonite, etc.) et elle est d'ailleurs déconseillée par la plupart des accoucheurs.

Si cependant on se décidait à la pratiquer, il serait important de s'entourer de toutes les précautions antiseptiques et de faire flamber le trocart avant de s'en servir, afin d'éviter l'introduction de germes septiques dans l'intérieur du sac.

Injection de substances narcotiques dans le kyste.

En 1863, Joulin[1] proposa de tuer le fœtus en injectant directement dans le kyste une substance narcotique telle que l'atropine ou la strychnine à l'aide d'une ponction capillaire.

Voici comment il décrit ce procédé : « Une grossesse extra-utérine étant diagnostiquée, son siège précis est inconnu ; mais la tumeur est accessible par le palper. On en circonscrit la surface, on la fixe en la rapprochant autant que possible de la paroi abdominale ; puis, au moyen d'un trocart capillaire, on pénètre dans son intérieur et on fait avec la seringue de Pravaz une injection d'un centigramme d'atropine délayé dans quelques gouttes d'eau.

« Il peut arriver deux choses : ou l'alcaloïde a pénétré dans le fœtus et la mort est presque immédiate, ou il a pénétré dans les liquides de l'œuf. Il est possible alors, bien qu'il n'existe point un échange actif entre le liquide amniotique et le fœtus, qu'il y ait cependant une absorption suffisante pour déterminer sa mort. En cas d'insuccès, on réitérera l'opération jusqu'à ce que le trocart touche le fœtus. »

Un an après la publication de la thèse de Joulin, Friedreich[2] mit le premier ce procédé à exécution : il fit dans une tumeur de la grosseur d'un œuf de poule, qu'il supposa être une grossesse tubaire à son début, plusieurs injections de mor-

1. Joulin. Th. agrégation, 1863; et Traité complet d'Accouchements, 1866, p. 967.
2. Friedreich. Virchow's Archiv., 1864, t. XXIX, p. 312.

phine; la tumeur diminua de volume et se réduisit à la grosseur d'une noisette; la femme guérit. Kœberlé[1] fit à son tour la même opération dans un cas de grossesse extra-utérine de deux à trois mois : diminution rapide du kyste fœtal; guérison. Dans ce fait, le diagnostic fut confirmé par un écoulement de liquide amniotique qui eut lieu après l'introduction du trocart.

Le professeur Tarnier, appelé par le docteur Fourrier[2], de Compiègne, auprès d'une femme chez laquelle existait une grossesse extra-utérine de cinq mois et demi à six mois, réussit à tuer le fœtus après trois injections de 1 centigr. de chlorhydrate de morphine dans la tumeur. Malheureusement, la femme fut prise d'accidents consécutivement à la mort du fœtus. M. Tarnier dut faire la laparotomie, et elle succomba.

D'autres observations ont été publiées: Cohen[3] aurait réussi à arrêter, par des injections de morphine, l'évolution d'une grossesse extra-utérine de deux mois; la femme avait en même temps une grossesse utérine qui alla à terme; après l'accouchement, on constata encore l'existence de la tumeur qui n'avait pas augmenté de volume.

Il existe un second cas de Friedreich, rapporté par Cohnstein[4] : la grossesse était récente et l'on sentait dans la région iliaque gauche une tumeur grosse comme le poing. Plusieurs injections de morphine furent faites soit par le vagin, soit par l'abdomen; après quelques phénomènes de péritonite, la malade guérit et la tumeur diminua considérablement de volume.

Rennert[5] a publié, en 1884, une observation de guérison de grossesse extra-utérine de cinq mois environ, à la suite d'une seule injection de morphine pratiquée dans le kyste avec une seringue de Pravaz. Une heure après l'injection, il y eut des

1. Cité par Keller (*loc. cit.*), p. 57.
2. Fourrier. Bull. gén. Thérap., 1874, et Depaul, *loc. cit.*, 1875, p. 263.
3. Cohen. Deutsche Klinik., 1874, p. 148.
4. Cohnstein. Arch. für Gyn., 1877, Bd XII, p. 355.
5. Rennert. Arch. f. Gyn., 1884, Bd XXIV, p. 266.

mouvements violents dans le kyste, qui diminuèrent peu à peu pour disparaître complètement la nuit suivante. La mort du fœtus fut suivie, au bout de peu de temps, de son élimination par le vagin, sous forme de débris nombreux.

S'il faut en croire Rennert, son fait serait le quatrième cas de grossesse extra-utérine dans lequel l'injection de morphine aurait été employée pour tuer le fœtus, et parmi ces quatre cas il en cite un de Joulin, alors que cet auteur n'a fait que conseiller l'opération. On voit, au contraire, que nous avons pu réunir six observations : deux de Friedreich, une de Kœberlé, une de M. Tarnier, une de Cohen et une de Rennert, et nous n'affirmons pas qu'il n'en existe pas d'autres.

Sur ces six cas, la mort du fœtus aurait été obtenue dans tous et la guérison définitive dans cinq sur six. Mais nous devons toujours faire des réserves à l'égard du diagnostic, si difficile à établir dans les premiers mois.

Quoi qu'il en soit, cette méthode paraît, d'après les résultats qu'elle a donnés, bien supérieure à la ponction, et devrait par conséquent lui être préférée.

Emploi de l'électricité.

D'après Depaul (*loc. cit.*, 1875, p. 266), P. Dubois aurait eu le premier l'idée de se servir de l'électricité pour tuer le fœtus dans quelques cas de grossesse normale où des accidents graves menacent la vie de la mère. Quoi qu'il en soit, c'est Bachetti, de Pise, qui employa pour la première fois, en 1857, l'électricité comme traitement de la grossesse extra-utérine. Il s'agissait d'une femme chez laquelle il diagnostiqua l'existence d'une grossesse tubaire parvenue au troisième mois ; son opinion fut partagée par plusieurs de ses confrères et en particulier par le Dr Burci. Ce dernier proposa de se servir de l'élec-

1. Gaz. med. Ital. feder. Toscana, 1853, vol. III, nº 18, p. 137.

tricité pour arrêter le développement de la tumeur et se chargea de l'opération. Nous signalons ce fait parce qu'une erreur assez répandue consiste à attribuer à Bachetti et à Bruci deux cas différents, alors qu'il s'agit de la même observation. Le procédé employé fut l'électro-puncture : deux longues aiguilles, en rapport avec une machine électro-magnétique, furent introduites dans le sac. Une seule séance, d'une durée de cinq minutes, fut suffisante. A partir de ce moment, la tumeur diminue peu à peu et la femme guérit.

Cette observation ne fut pas admise sans contestation ; on objecta surtout à Bachetti la difficulté d'établir le diagnostic et on mit en doute l'existence de la grossesse extra-utérine chez la femme qu'il avait opérée. Un peu plus tard, Braxton Hicks, dans l'observation que nous avons mentionnée à propos de la ponction (*V.* p. 70), commença par employer l'électricité : il l'appliqua extérieurement; un rhéophore fut placé dans le vagin, l'autre sur la paroi abdominale. L'insuccès de cette tentative le décida à recourir à la ponction.

Ces deux observations ne furent suivies de la publication d'aucune autre en Europe, où la méthode de Bachetti rencontra peu de partisans. Lesouef [1] rapporte dans sa thèse l'opinion émise par Duchenne de Boulogne, que, de toutes les manières de tuer le fœtus par l'électricité, la décharge d'une bouteille de Leyde ou celle d'une batterie électrique devrait être la plus sûre. Mais plus tard, Bernutz [2] entendit Duchenne de Boulogne, condamner tout emploi de l'électricité dans la grossesse extra-utérine comme inefficace et dangereux.

La question de l'électricité semblait donc à peu près jugée et la plupart des accoucheurs n'en parlaient que comme d'un moyen d'une efficacité très douteuse quand, dans ces dernières années, elle nous est revenue d'Amérique, où elle a été l'objet de travaux fort nombreux. Sans entrer dans des détails qui

1. Lesouef. Th. Paris, 1862.
2. Bernutz. Gaz. obst., 5 février 1879.

nous entraîneraient trop loin, nous nous arrêterons seulement à un mémoire très intéressant du Dr Garrigues [1], qui résume toutes les connaissances acquises sur l'emploi de l'électricité dans la grossesse extra-utérine et nous met au courant de tout ce qui a été publié dans son pays sur ce sujet.

Garrigues rapporte une série de cas où l'électricité fut employée avec succès, par des médecins américains, pour amener la mort d'embryons extra-utérins. Il cite un premier fait d'Allen [2] qui date de 1862, mais qui ne fut publié qu'en 1872; puis il rapporte les observations de Lovering et Landis [3], de Burney [4], de Reeve [5], un fait inédit de Billington, une observation de Lusk [6], rappelée par ce dernier dans son Traité d'Accouchements (*Science et Art des Accouchements*, trad. Doléris, 1885, p. 386), une de Emmet [7], une autre de Landis et enfin une qui lui est personnelle. Il laisse de côté un second cas de Allen comme basé sur des données trop insuffisantes, un fait de Herrick qui n'a pas été publié et dont il ne connaît pas les détails, un de Harrison dans lequel l'enfant était mort avant l'application de l'électricité, enfin un autre de Wilson [8] qu'il considère comme douteux. Il arrive ainsi à un total de huit cas qui lui paraissent hors de contestation, tous observés en Amérique et terminés par la guérison.

Garrigues insiste sur la possibilité de faire le diagnostic d'une grossesse extra-utérine récente. Il prétend même que ce diagnostic est parfois plus facile à établir que celui de la grossesse utérine à son début; car, outre les signes probables d'une grossesse, aménorrhée, modifications des seins, nausées, etc.,

1. Garrigues. Electricity in pregnancy. (Transact. of the amer. Gyn. Soc. Phil. 1883, v. 7, p. 184.)
2. Allen. Am. Journ. of obst., 1872, vol. V, p. 161.
3. Landis. Ohio med. and surg. Journ., oct. 1877.
4. Burney. New York med. Journ., mars 1878.
5. Reeve. Gyn. Trans., 1879, vol. IV, p. 313.
6. Lusk. Amer. Journ. of obs., 1881, vol. XIV, p. 333.
7. Emmet. N. Y. med. Journ., 1882, vol. XXXV, p. 13.
8. Wilons. Amer. Journ. of obst., vol. XIII, p. 836.

on trouve, à droite ou à gauche de l'utérus une tumeur circonscrite, élastique, douloureuse au toucher, qui augmente progressivement; on constate souvent par le toucher un signe fort important : le ballottement dans la tumeur. Enfin, l'utérus est vide ainsi que le cathétérisme permet de le reconnaître.

Comparant enfin les résultats obtenus à l'aide de l'électricité à ceux de toutes les autres méthodes, Garrigues conclut en faveur du traitement électrique qui n'a jamais déterminé d'accident, et pense que l'on doit toujours y avoir recours au début de la grossesse extra-utérine, même dans les cas douteux.

Depuis ce travail de nouvelles observations ont été publiées, toujours en Amérique, et enregistrant toutes des succès. Tels sont les faits de Rockwell[1], de Sibbald[2], de Bozeman[3], de Cooks[4], et quatre faits de Mann[5]. A la suite d'expériences qu'il a pratiquées sur les animaux inférieurs et en particulier sur les poissons, Landis[6] a été amené à formuler des considérations particulières sur la manière d'appliquer le traitement.

Après avoir indiqué toutes ces nombreuses recherches des médecins américains, voyons maintenant comment ils opèrent.

Tous rejettent l'électro-puncture comme dangereuse et conseillent ou la faradisation (Garrigues, Lusk, Landis) ou les courants galvaniques (Rockwell). Le pôle positif doit être appliqué sur la paroi abdominale et le pôle négatif placé dans le vagin ou dans le rectum : on circonscrit ainsi la tumeur, et on y fait passer un courant dont on augmente progressivement la force, mais en ayant soin de se laisser guider par la sensibilité de la patiente. D'après Garrigues et Lusk, un courant modéré, appliqué dix minutes au plus est suffisant. Landis pense, au contraire, que le courant doit être d'une grande inten-

1. Rockwell. The med. Record, 1883, p. 169.
2. Sibbald. Bost. med. Journ., 27 nov. 1884.
3. Bozeman. N. Y. med. Journ., 1884, p. 689.
4. Cooks. Med. Record., 1885, n° 3.
5. Mann. Med. News., juillet 1885.
6. Landis. Am. Journ. of med. sc., oct. 1885, p. 446.

sité et qu'il faut l'appliquer pendant longtemps, une heure si c'est possible. On devra répéter les séances chaque jour jusqu'à ce que la diminution du kyste fœtal vienne démontrer que le traitement a réussi; quatre à cinq applications suffisent ordinairement.

Tels sont les faits ; telle est la méthode. Comment devons-nous les apprécier?

Devant l'autorité d'hommes aussi expérimentés que Gaillard Thomas, Lusk, Emmet etc., il est difficile de refuser toute créance aux faits qu'ils rapportent, quels que soient les doutes qu'ils puissent nous inspirer. Aussi, tout en restant sur une extrême réserve qu'il est facile de comprendre, tout en étant bien convaincu que souvent le diagnostic restera incertain, nous ne pensons pas qu'on doive proscrire l'emploi de l'électricité; et nous admettons avec Garrigues que ce moyen thérapeutique pourra toujours être essayé dans le cas où on suppose un début de grossesse extra-utérine, puisqu'il est reconnu aujourd'hui, par les nombreux faits des médecins américains, que ce traitement n'a jamais provoqué chez les femmes aucun des accidents qu'on avait théoriquement supposés possibles.

Tous les procédés que nous venons de décrire ont pour objectif la mort du fœtus et sa rétention dans les tissus maternels. Si l'œuf a péri dans les premières semaines de la grossesse, sa résorption est possible ; mais le plus souvent, le sac fœtal persiste sous forme d'un corps étranger et la femme est exposée aux accidents de la rétention. Aussi s'est-on demandé si on ne pourrait pas faire une opération plus radicale et enlever le sac fœtal par la laparotomie ou extraire le fœtus par le vagin. Nous allons examiner successivement ces deux modes d'intervention.

Ablation du sac par la laparotomie.

L'idée d'enlever le sac par une ouverture faite à la paroi

abdominale a été émise anciennement par Heim [1], Osiander [2], Josephi [3] et Zang [4].

Elle a été de nouveau préconisée en Angleterre, ainsi que l'indique Parry [5], par Brown [6], Routh [7], Playfair [8], Meadows [9], Greenhalgh [10], et en Amérique par Darby [11]. Tous ces auteurs sont d'avis de pratiquer la gastrotomie et d'enlever le sac avant que la rupture ne survienne.

Cette opinion a soulevé de tout temps de vives objections; et d'ailleurs, jusqu'à ces dernières années, la pratique conseillée par les auteurs que nous venons de citer n'avait jamais été mise à exécution.

Récemment, la question a été soulevée de nouveau, et Werth [12], au Congrès de Copenhague, a exprimé l'opinion que la laparotomie, faite de bonne heure pour éviter les dangers d'une rupture, était une opération parfaitement justifiée. Elle est surtout indiquée, d'après lui, quand la tumeur siège dans le cul-de-sac de Douglas et y détermine par sa présence de graves symptômes d'incarcération.

Veit [13], avait exprimé, à diverses reprises, la même opinion, et il a fait à ce sujet plusieurs communications à la Société obstétricale de Berlin. Les idées qu'il a émises ont rencontré l'assentiment de A. Martin, Beumer, Kleinwæchter, etc.

Veit [14] a d'ailleurs pratiqué deux fois la laparotomie avec

1. Heim. Horns Archiv. N. F., 1812, Bd I, p. 6.
2. Osiander, cité par Keller (*loc. cit.*, p. 55).
3. Josephi. Uber die Schwangerschaft ausserhalb der Gebærmutter, Rostock, 1803.
4. Zang. Darstellung blutiger Operationen, t. III, Wien, 1818.
5. Parry (*loc. cit.*, p. 202).
6. Brown. Obst. Transact., 1870, vol. XI, p. 8.
7. Routh. Ibid., p. 61.
8. Playfair. Ibid., p. 61.
9. Meadows. Ibid., 1872, vol. XIII, p. 271.
10. Greenhalgh. Ibid., p. 273.
11. Darby. Transact., South. Carolina State med. Assoc., 1872, p. 102.
12. Werth. Arch. für Gyn., 1884, Bd XXIV, p. 329.
13. Veit. Zeitschr. f. Geb. und Gyn., 1884, Bd X, p. 359.
14. Veit. Zeitschr. f. Geb. und Gyn., 1885, Bd XI, p. 384.

succès dans des cas de grossesse tubaire vers le troisième mois. Le diagnostic n'avait été établi avec certitude que dans le second cas. Il enleva entièrement le sac fœtal, et les deux femmes guérirent. Ainsi se trouvent réalisées les espérances qui avaient été tant de fois formulées.

C'est là évidemment un traitement rationnel et le plus efficace de tous puisqu'il supprime dès le début tous les dangers à venir.

La grosse objection qu'on peut lui faire est la même que celle qu'on adresse à tous les modes de traitement de la grossesse extra-utérine à son début : l'incertitude du diagnostic. Il est vrai qu'aujourd'hui la laparotomie est devenue une opération presque inoffensive; on peut donc répondre à cette objection que l'opération a de bien moindres inconvénients que l'éventualité possible de la rupture d'un kyste extra-utérin, et c'est là un point capital.

On ne peut, du reste, se livrer à cet égard qu'à des considérations théoriques, les deux faits de Veit étant loin d'être suffisants pour entraîner la conviction.

Nous n'insistons pas davantage ici sur les détails de l'opération; nous nous réservons d'en reparler en décrivant la gastrotomie.

Extraction du fœtus par l'incision du vagin.

L'extraction du fœtus par le vagin pendant les premiers mois de la grossesse extra-utérine, dans le but bien arrêté de mettre fin à cette grossesse, a été faite pour la première fois par Gaillard Thomas [1], dont on trouvera résumée plus loin la remarquable observation.

G. Thomas, ayant diagnostiqué une grossesse tubaire chez une femme arrivée au troisième mois de la gestation, décida de

1. G. Thomas. Amer. obst. Journ., 1875.

pratiquer l'élytrotomie. Il fit au fond du vagin une large incision à l'aide du thermo-cautère et pratiqua par cette ouverture l'extraction du fœtus. Le placenta, intéressé au cours de l'opération, donna lieu à une hémorrhagie inquiétante qui fut arrêtée par une injection de perchlorure de fer : une partie seulement du placenta fut extraite ; l'autre ne fut expulsée qu'au bout de 15 jours. Malgré des accidents septicémiques, la femme se rétablit.

G. Thomas fut imité par O'Hara, qui fit au 4e mois d'une grossesse extra-utérine, l'élytrotomie avec le thermo-cautère (*V.* plus loin, obs. II, p. 152). Le placenta ayant été traversé, une hémorrhagie profuse se produisit, qui s'arrêta aussitôt après. La femme succomba de péritonite trois jours après.

Dans les deux faits que nous venons de rapporter, nous voyons que le placenta a été lésé et qu'il est ainsi devenu le point de départ d'hémorrhagies graves. La blessure du placenta est, en effet, un des accidents les plus sérieux qui puissent survenir au cours de l'élytrotomie comme aussi de la laparotomie. C'est pourquoi on a cherché à reconnaître la présence du délivre. Bernutz[2] a décrit des signes qu'il a observés dans deux cas et qui donnent, dit-il, de précieux renseignements. Lorsque le placenta siège dans le cul-de-sac rétro-utérin, on sent avec le doigt des battements et une sorte de frémissement, de susurrus, analogues à ceux que donnent à la main les anévrysmes cirsoïdes.

Frænkel [3] a insisté de son côté sur la possibilité de se rendre compte de la présence du placenta au fond du vagin. On sent une masse plus ou moins épaisse, un peu molle : le vagin est sillonné, dans le voisinage de cette masse, par des vaisseaux volumineux, qui battent sous le doigt. C'est d'ailleurs surtout à partir du quatrième mois que s'observent ces signes, sur lesquels nous reviendrons à propos de l'élytrotomie.

1. O'Hara. Am. Journ. of obst., 1878, p. 525.
2. Bernutz. *Loc. cit.*, 20 janvier 1879.
3. Frænkel. Arch. für Gyn., 1879, Bd XIV, p. 218.

Dans deux autres cas, Goelet et Harrison (*V.* obs. III et IV, p. 154) pratiquèrent l'incision du vagin pour des grossesses extra-utérines de trois et quatre mois et réussirent à sauver les femmes. Toutefois dans ces deux observations, il faut noter que l'intervention a été motivée par l'apparition d'accidents plus ou moins graves. Il n'y a donc en réalité que deux cas, ceux de G. Thomas et d'O'Hara où l'opération a été faite de propos délibéré, pour éviter à la femme les conséquences d'une rupture.

Nous ne faisons qu'indiquer ici ces faits sans conclure; car ce n'est qu'après avoir étudié l'élytrotomie en général dans ses indications, son manuel opératoire et ses résultats, qu'il nous sera permis de les apprécier à leur juste valeur.

II. TRAITEMENT AU MOMENT DE LA RUPTURE DU KYSTE

Jusqu'ici nous avons envisagé les cas où l'on est appelé à traiter une grossesse extra-utérine dès l'apparition de ses premiers symptômes. Mais, le plus souvent, ce n'est qu'au moment où de graves accidents éclatent que la femme réclame l'assistance du médecin. Lorsque la rupture du sac vient d'avoir lieu, quelle est la conduite qu'on devra tenir? En présence de tous les signes d'une hémorrhagie interne et de l'imminence de la mort de la femme, ne devra-t-on rien tenter pour la sauver? Keller (*loc. cit.*, p. 60) déclare qu' « il n'y a qu'un seul remède, un seul qui soit logique, et quelque terrible qu'il paraisse lui-même, il doit être tenté, car les dangers que court la malade sont plus terribles et plus certains encore. Il faut arrêter l'hémorrhagie, extraire le corps du délit et faire la toilette du péritoine. Or, pour arriver à ce résultat, il n'y a que la gastrotomie ».

Keller invoque d'ailleurs à l'appui de cette opinion l'autorité de Kiwisch, de Velpeau, de Kœberlé, tous très affirmatifs à cet égard. « M. Kœberlé, ajoute Keller, nous a souvent répété que, pour son compte, il n'hésiterait pas un seul instant, si jamais il était appelé au moment de la rupture d'une grossesse extra-utérine et s'il voyait que l'opération pût offrir encore une seule chance de salut à la malade. »

D'autre part, Parry (*loc. cit.*, p. 212) affirme que le seul moyen de secourir une femme dans une circonstance aussi terrible est la gastrotomie : il faut ouvrir l'abdomen et lier les vaisseaux ou extraire le sac en totalité. Parry [1] cite Harbert comme ayant émis cette opinion en Amérique dès l'année 1849. Stephen Rogers l'a ensuite soutenue en 1866 devant l'Association des médecins américains. En Angleterre, dans une importante discussion qui eut lieu en 1871 à la Société obstétricale de Londres[2], Meadows, Graily, Hewitt, Greenhalgh, Playfair, se montrèrent partisans de l'intervention dans les mêmes conditions.

Lusk[3], revenant sur le conseil donné par Kiwisch, l'apprécie ainsi : « Kiwisch conseille, en pareille circonstance, de faire une incision de dix ou douze centimètres et demi à travers la paroi abdominale et au niveau de la ligne blanche. Afin de savoir d'une manière certaine s'il y a une hémorrhagie interne, il conseille, quand on est arrivé sur le péritoine, de pratiquer d'abord une petite ponction et d'introduire une pipette dans la cavité abdominale. Si la présence du sang est alors constatée, on doit inciser le péritoine le long de la plaie abdominale et, après avoir lié les vaisseaux saignants, enlever le kyste et nettoyer avec soin le péritoine.

« Il est étrange de dire, étant donné ce qu'il paraît y avoir de sagesse dans ces instructions, que personne, en ces temps de de chirurgie abdominale, n'a eu assez de hardiesse pour les mettre à exécution. Les raisons de cette timidité résident sans

1. Parry. *Loc. cit.*, p. 212-213.
2. Obstetr. Transact., 1872, vol. XIII, p. 270.
3. Lusk. Science et Art des Accouchements, traduct. Doléris, 1885, p. 387.

doute : dans l'incertitude du diagnostic, le risque de tomber sur un kyste invariablement soudé aux organes contigus, la répugnance d'opérer sur une femme mourante et le fait d'un nombre considérable de guérisons spontanées survenant soit par momification du fœtus, soit par la limitation de l'hémorrhagie et la production d'une hématocèle circonscrite. »

Toutefois, malgré l'autorité de tous les noms qui précèdent, bien des doutes ont été formulés à l'égard de l'efficacité de l'intervention au moment de la rupture du sac; et, sans parler ici des craintes émises par les anciens accoucheurs qui considéraient l'ouverture de l'abdomen comme extrêmement grave, nous ne faisons allusion qu'aux objections formulées par des médecins de notre époque. C'est ainsi que Barnes s'exprime, sur ce sujet, de la façon suivante :

« On a souvent agité la question de savoir s'il n'est pas utile de faire la gastrotomie pour extraire l'embryon et le sang épanché et pour arrêter l'écoulement en liant la trompe et enlever le sac. Je ne puis guère croire que cette méthode puisse donner de bons résultats, dans les cas de rupture prématurée du kyste. D'abord, le choc et l'hémorrhagie emportent en peu d'heures la plupart des malades. La gastrotomie ajoute un second choc au premier, et elle ne peut rendre à la femme le sang qu'elle a perdu. Puis il n'est pas facile de découvrir la source de l'hémorrhagie, ni d'enlever le sang épanché. J'ai trouvé souvent fort malaisé de reconnaître les parties, même avec toutes les facilités qu'on rencontre dans une autopsie. Troisièmement, si l'on pouvait lier la trompe et amputer le sac, la douleur causée par la ligature serait probablement assez vive pour épuiser la force vitale. Je crois que la science actuelle n'a pas d'autre ressource que l'ancienne méthode, de *remonter* la malade en lui administrant avec précaution des stimulants, de lui procurer du repos au moyen de l'opium, et d'écarter

1. Barnes. Traité des mal. des femmes, trad. Cordes, 1876, p. 365.

l'inflammation si la malade survit jusqu'à l'établissement d'une réaction salutaire. Si nous avons le bonheur de réussir, le cas peut se résoudre en une hématocèle pelvienne enkystée, et doit être traité comme tel. »

Werth et Veit qui sont, comme nous l'avons vu, partisans de l'ablation du sac avant la rupture, croient que lorsque cet accident est survenu, il est préférable de s'abstenir.

Veit conseille, outre les moyens généraux qu'on emploie habituellement contre les grandes hémorrhagies (décubitus dorsal, glace sur le ventre, opium, alcool, etc.,), la compression de l'aorte. Ce sont là des moyens palliatifs qui nous semblent bien illusoires en présence d'un danger aussi grand. Aussi, Spencer Wells[1], rapportant l'opinion de Veit, s'exprime-t-il ainsi : « En cas de rupture et d'hémorrhagie interne, il (Veit) conseille la compression de l'aorte et réserve la laparotomie comme une dernière ressource. Je veux bien admettre que la compression de l'aorte puisse être utile et arrêter temporairement l'hémorrhagie, mais je crois que son but principal devrait être de donner au chirurgien le temps de tout préparer pour la laparotomie et de la faire avant qu'il soit trop tard. »

Pour notre part, nous avouons qu'il nous semble étrange qu'un opérateur aussi hardi que Veit, qui a proposé et pratiqué avec succès une opération telle que l'ablation du sac pendant les premiers mois de la grossesse extra-utérine, pour en prévenir la rupture, s'arrête et hésite alors que cette rupture est survenue, que la femme est menacée d'une mort prochaine et qu'en pareil cas on est autorisé à tout tenter pour la sauver.

Telle est l'opinion de Lawson Tait[2], de Birmingham, qui est d'avis qu'il faut agir résolument lorsqu'on est appelé auprès d'une femme qui présente tous les symptômes d'une rupture du

1. Spencer Wells. Diagnostic et traitement chir. des tumeurs abdominales, 1886, p. 315.

2. L. Tait. Brit. med. Journ., 28 juin 1884, p. 1250. — Id., 16 août 1884, p. 317. — Id., 18 avril 1885, p. 778. — Id., 19 décembre 1885.

kyste. Sans doute, ici encore, on peut soulever la question du diagnostic et faire remarquer qu'une hémorrhagie interne peut reconnaître bien d'autres causes que la rupture d'un kyste extra-utérin. A cela, L. Tait répond trois choses : « 1° que le diagnostic est infiniment probable lorsqu'une femme a vu disparaître ses règles depuis huit, dix semaines au plus, qu'elle a présenté les premiers signes habituels de la grossesse, qu'il existe chez elle une tumeur pelvienne accolée à l'utérus qu'elle immobilise, etc., et qu'enfin des symptômes d'hémorrhagie interne éclatent brusquement; 2° que la laparotomie donne d'excellents résultats et demeurera, en cas d'erreur, une simple laparotomie exploratrice; 3° que si l'on n'intervient pas, l'issue sera presque toujours fatale.

Voici d'ailleurs comment s'exprime lui-même L. Tait, sur cet important sujet : « Le diagnostic de la grossesse extra-utérine à son début est entouré de difficultés et nous sommes rarement appelé à le faire avant que presque tout espoir d'intervention heureuse soit perdu.

« Je fais allusion, naturellement à la classe de cas que nous voyons au moment de la rupture de la trompe et qui sont généralement compris sous le titre d'hématocèle intra-péritonéale.

« Je suis presque sûr, cependant, qu'on sauverait un grand nombre de ces femmes si on agissait rapidement. Toute la difficulté réside, naturellement, dans le diagnostic et il faut qu'il ait acquis un certain degré de certitude avant de pouvoir pratiquer la section abdominale. Deux fois, j'ai été sur le point de pratiquer la section abdominale soupçonnant une rupture de la trompe et j'en ai été empêché par des scrupules sur l'exactitude du diagnostic. Dans les deux cas, l'autopsie m'a fait voir que les soupçons étaient exacts et je crois que ces deux femmes auraient pu être sauvées. Il était assez naturel que nous hésitions à ouvrir l'abdomen lorsque nous étions imbus de la superstition que c'était une chose très sérieuse ; mais aujourd'hui que nous savons qu'on peut le faire en toute sûreté, je n'hésiterai pas à explorer dans un cas où je soupçonnerai une rupture de la trompe. Si mon soupçon se vérifiait, j'appliquerais une ligature sur la rupture, après avoir complètement vidé le sac, ou bien j'enlèverais entièrement le ligament large, où je le fixerais peut-être à la plaie abdominale, et je drainerais, comme pour les abcès pelviens, l'hydropisie de la vésicule biliaire, les kystes hydatiques du foie et du rein, etc..... Je crois que, de cette façon, je pourrai sauver quelques-uns de ces cas terribles. »

D'ailleurs, une réponse meilleure que tous les arguments est fournie par L. Tait, celle des faits; et il faut bien dire ici que ces faits sont vraiment extraordinaires.

Ce chirurgien, dans sa pratique très étendue, a eu l'occasion de mettre 21 fois ses vues à exécution en moins de trois années. Appelé auprès de femmes qui présentaient toutes les signes de la rupture d'une grossesse extra-utérine récente, il fit, séance tenante, l'ouverture de l'abdomen, la toilette du péritoine, enleva le placenta et l'embryon lorsqu'il put trouver ce dernier; puis, jetant une ligature sur la trompe, au voisinage de l'utérus, il en fit l'ablation et referma l'abdomen. Or, sur ces 21 femmes, la première opérée seule succomba. Toutes les autres guérirent rapidement. L. Tait attribue la perte de sa première malade à ce que, effrayé par l'abondance du sang, il n'a pas agi assez énergiquement. Il faut, en effet, enlever rapidement les caillots et détacher soigneusement et vite les adhérences qui unissent parfois la trompe aux parties voisines; ce temps de l'opération, où on agit un peu à l'aveugle et rien qu'avec les doigts, demande une habitude spéciale du toucher pour reconnaître la trompe, le placenta, l'utérus, etc.

L. Tait, dans les cas qu'il a opérés, a toujours trouvé la trompe rompue, ce qui le confirme absolument dans son opinion que la grossesse extra-utérine est constamment tubaire à son origine.

Nous publions ici le tableau des 21 cas de L. Tait. Cet auteur formule à l'égard de la rupture du sac la conclusion suivante : « Le chirurgien est aujourd'hui le maître de ce terrible accident, mais à la condition d'opérer vite et sans retard. »

TABLEAU DES GROSSESSES EXTRA-UTÉRINES

OPÉRÉES PAR LAWSON TAIT [1] DU 17 JANVIER 1883 AU 2 FÉVRIER 1886

Au moment de la rupture.

No	RÉSIDENCE	MÉDECIN qui SOIGNAIT LA MALADE	AGE	MARIÉE OU CÉLIBATAIRE	ANNÉE et DATE DE L'OPÉRATION	GUÉRISON	MORT
1	Wolverhampton.	M. Scott.	41	m.	17 janvier 1883.		m.
2	Solihull.	Dr Page.	40	m.	3 mars 1883.	g.	
3	Cardiff.	Dr Thomas.	29	m.	4 avril 1884.	g.	
4	Birmingham.	Dr Taylor.	37	m.	10 avril 1884.	g.	
5	—	Dr Wilson.	27	m.	21 mai 1884.	g.	
6	—	M. Leach.	34	m.	6 juin 1884.	g.	
7	—	Dr Scharp.	28	m.	23 juillet 1884.	g.	
8	Walsall.	M. Warncombe.	30	m.	28 novemb. 1884.	g.	
9	Birmingham.	Dr Ward.	35	m.	9 novemb. 1884.	g.	
10	—	Dr Spackham.	41	m.	9 février 1885.	g.	
11	Wolverhampton.	Dr Malins.	26	m.	25 février 1885.	g.	
12	Birmingham.	Dr A. E. Clarke.	30	m.	2 avril 1885.	g.	
13	—	M. Whitcombe.	25	m.	11 mai 1885.	g.	
14	—	M. Whitby.	34	m.	2 juillet 1885.	g.	
15	—	L. T.	42	m.	11 juillet 1885.	g.	
16	Wolverhampton.	M. Wath.	31	m.	2 septemb. 1885.	g.	
17	Manchester.	Dr Walter.	26	m.	6 septemb. 1885.	g.	
18	Birmingham.	L. T.	28	m.	19 septemb. 1885.	g.	
19	—	L. T.	42	m.	23 octobre 1885.	g.	
20	Coventry.	Dr Davidson.	37	m.	31 octobre 1885.	g.	
21	Tipton.	Dr Prise.	24	m.	2 février 1886.	g.	

1. Nous devons la communication de ce tableau à l'obligeance de M. O. Doin, qui édite en ce moment la traduction du traité de Lawson Tait sur les maladies des ovaires. Nous avons également puisé dans ce livre une partie des détails qui précèdent.

L'ouverture de l'abdomen, dans le cas de rupture du kyste, a été rarement pratiquée par d'autres opérateurs. Nous citerons cependant un fait de Bozeman[1] et un, plus récent, de Hunter[2]. Dans ces deux cas, la laparotomie fut faite au moment de la rupture qui eut lieu dans les deux ou trois premiers mois de la grossesse. Chaque fois, la trompe fut trouvée déchirée; Bozeman en fit l'ablation, et Hunter dut même enlever avec la tumeur tubaire une partie de l'utérus. Les deux femmes succombèrent.

Il résulte de ce qui précède que nos éléments d'appréciation sur la valeur de la laparotomie pratiquée au moment de la rupture du kyste reposent presque uniquement sur la statistique de L. Tait; or, quelque brillante que soit cette statistique, il est évidemment nécessaire que la méthode se généralise et que d'autres chirurgiens lui apportent l'appui de leur expérience pour qu'il soit possible de porter sur elle un jugement définitif.

III. TRAITEMENT PENDANT LA SECONDE MOITIÉ DE LA GROSSESSE, L'ENFANT ÉTANT VIVANT

Quand la grossesse extra-utérine a dépassé les cinq premiers mois et que l'enfant continue à vivre, une nouvelle question surgit. Faut-il intervenir au cours de la grossesse pour extraire un enfant vivant? Faut-il, au contraire, laisser le fœtus succomber et attendre la période de rétention pour se fixer une ligne de conduite? C'est là une question très délicate à résoudre et qui a été fort diversement interprétée.

Les anciens auteurs étaient déjà partagés sur ce point; Keller (*loc. cit.*, p. 64), qui a résumé leurs opinions dans un historique intéressant, nous les a montrés à peu près divisés en deux camps; et, de nos jours, il faut bien le dire, la même division règne encore parmi les accoucheurs. Levret, Baudelocque,

1. Bozeman. New York, med. Journ., 20 décembre 1884, p. 689.
2. Hunter. Amer. Journ. of obst., mars 1886, p. 269.

Gardien, Velpeau, Kiwisch, Kœberlé, Cazeaux, Depaul, Nœgelé, Stoltz, etc., se sont montrés favorables à l'opération faite dans le but d'extraire un enfant vivant. D'autre part, Sabatier, Siebold, Gerdy, etc., ont exprimé un avis contraire. Plus récemment, Parry (*loc. cit.*, p. 236), se basant sur la gravité de la gastrotomie primitive (celle qui est pratiquée dans l'intérêt de la mère et de l'enfant) et sur la bénignité relative de la gastrotomie secondaire (faite après la mort du fœtus), estime qu'on ne doit point exposer la mère aux dangers de la première de ces deux opérations. Il conseille d'une manière générale d'attendre la mort de l'enfant pour intervenir.

Cette opinion a été défendue de nouveau, il y a cinq ans, par Litzmann[1], qui a fait valoir de très sérieuses raisons en faveur de l'opération tardive. Il ne nie pas que l'opération faite pendant la vie de l'enfant ne présente certains avantages et que l'état général de la mère, relativement bon, ne soit favorable au résultat; il ne rejette pas absolument cette opération; mais il fait remarquer que la gastrotomie pratiquée quand le fœtus vit présente un danger considérable : ce danger provient du placenta et de la circulation placentaire. Le délivre est souvent attaché à la paroi antérieure de l'abdomen (une fois sur cinq) et il peut être alors intéressé par le bistouri, ce qui donne lieu d'ordinaire à une hémorrhagie incoercible; d'ailleurs, le placenta ne fut-il pas atteint par l'instrument, que des hémorrhagies très graves peuvent encore être produites par sa déchirure ou son décollement pendant l'opération; enfin, pendant les jours qui suivront, l'élimination lente de ce placenta s'accompagnera fréquemment encore de pertes de sang.

Litzmann ajoute que ces périls ne sont guère compensés par la certitude de sauver l'enfant, car celui-ci est généralement peu développé et n'a que peu de force de résistance. Ces arguments sont basés sur dix observations relevées par Litzmann,

1. Litzmann. Arch. f. Gyn., 1880, Bd XVI, p. 323.

et dans lesquelles la laparotomie a été faite l'enfant étant vivant : neuf femmes sont mortes et sur les dix enfants, quatre seulement ont survécu.

Werth a reproduit, au congrès de Copenhague, les mêmes idées que Litzmann : il considère comme lui que la gastrotomie doit être rejetée pendant la vie du fœtus et que l'opération faite après sa mort offre beaucoup moins de danger.

En face de l'opinion exprimée par Parry, Litzmann, Werth, il convient de placer celle de Schrœder, Hofmeier[1], Gusserow[2], Frænkel[3], qui sont d'avis qu'on doit toujours tenter la laparotomie quand l'enfant est vivant. Frænkel pense que l'éventualité d'une hémorrhagie, même très grave, ne doit pas faire sacrifier un enfant viable, car en le laissant mourir, on ne sauve pas la mère qui reste exposée à une foule d'accidents mortels impossibles à prévoir pendant et après la mort du fœtus. Il ajoute que, lorsque le siège du placenta est à la partie inférieure du kyste, on peut le constater à l'aide des signes qu'il a indiqués si on les cherche avec soin; on fera la laparotomie sans crainte; si au contraire, on ne trouvait pas le placenta par l'examen vaginal, si le fœtus était profondément engagé dans le bassin, l'élytrotomie deviendrait préférable, car elle éviterait de léser le délivre s'il est inséré à la paroi antérieure de l'abdomen. Enfin, si la situation du placenta restait indéterminée, on devrait faire la laparotomie; mais on pourrait alors la faire précéder d'une ponction qui indiquerait, par la nature du liquide (sang ou liquide amniotique), si le placenta est inséré ou non en avant.

Il est bien difficile de se prononcer entre ces deux opinions qui présentent chacune en leur faveur des arguments sérieux. Les faits seuls peuvent permettre de juger la question.

Nous verrons, en décrivant la gastrotomie, que les résul-

1. Hofmeier. Zeitschr. f. Geb. u. Gyn., 1880, Bd V, H. 1, 12.
2. Gusserow. Charité Annal., 1883, VII Iahrg., p. 661.
3. Frænkel. Breslauer Aerztl. Zeitschr, 1882, n° 7.

tats donnés par l'opération faite pendant la vie du fœtus sont déplorables; or, quelque triste qu'il soit de renoncer à sauver un enfant, le salut de la mère doit passer avant tout, et s'il est avéré que la laparotomie pratiquée après la mort de l'enfant fait courir moins de risques à la femme, il nous semble impossible de ne pas prendre ce fait en sérieuse considération.

Nous reviendrons sur ce point à propos des indications et des contre-indications spéciales à la laparotomie, et nous verrons alors s'il est possible de conclure d'une façon absolue.

Si nous supposons maintenant que l'intervention est résolue pendant la grossesse, à quelle époque devra-t-elle avoir lieu? Ici encore nous trouvons parmi les auteurs bien des divergences; les uns pensent qu'on doit attendre le moment du terme (Kiwisch, Keller, etc.); les autres croient qu'il est préférable d'opérer avant le terme : à sept ou huit mois (Velpeau), à huit mois et demi (Depaul), dès la trente-deuxième semaine (Gusscrow). Litzmann est partisan de l'opération à terme lorsque l'enfant semble fort et bien développé. Frænkel objecte que l'âge de l'enfant est incertain dans la grossesse extra-utérine, et qu'il ne faut pas temporiser ; on se basera sur l'examen extérieur du fœtus, sur son volume appréciable au palper, pour juger du moment de l'intervention, qu'il fixe entre huit mois et huit mois et demi.

Il est évidemment prudent de ne pas attendre les phénomènes du faux travail, non pas tant à cause du danger hypothétique de la rupture du kyste à ce moment que parce que le fœtus succombe souvent alors très rapidement.

Enfin, une dernière question reste à résoudre: lorsqu'on s'est décidé à intervenir pour sauver l'enfant, qu'on a déterminé l'époque de cette intervention, à quel procédé devra-t-on avoir recours? emploiera-t-on la laparotomie ou l'élytrotomie? Ce que nous avons dit plus haut nous dispense d'insister longuement sur ce point. C'est sur le siège du placenta, sur

CHAPITRE II

TRAITEMENT PENDANT LA RÉTENTION

I

La mort du fœtus, à quelque époque de la grossesse extra-utérine qu'elle survienne, est le point de départ d'une situation qui va entraîner avec elle de nouvelles indications de traitement.

Tout d'abord, au moment du faux travail, la femme devra garder un repos absolu. On s'efforcera de calmer les douleurs et les efforts d'expulsion et, dans ce but, on aura surtout recours aux narcotiques et, particulièrement, aux lavements laudanisés et aux injections de morphine. On veillera à ce que l'effort inutile qui s'accomplit n'ait pas de retentissement grave sur l'organisme maternel.

Tous les auteurs sont d'accord pour rejeter une opération faite à ce moment. Ainsi que le fait remarquer Litzmann, une intervention pendant la durée du faux travail n'offrirait que très peu de chances de salut à l'enfant et serait rendue dangereuse par les efforts expulsifs de la mère.

Une fois le calme revenu, quelle ligne de conduite devraon suivre? Et d'abord, pourra-t-on songer à pratiquer la gastrotomie immédiatement?

Avec la majorité des auteurs, nous ne le pensons pas.

Cette décision ne saurait être justifiée que dans le cas où l'état général de la mère serait grave et où l'on craindrait pour sa vie : on ferait alors réellement une opération d'urgence qui, du reste, n'aurait que peu de chances de réussir.

Il faut bien se garder, en effet, d'intervenir dans les quelques jours qui suivent la mort du fœtus, car la laparotomie pratiquée à ce moment ferait courir à la femme les mêmes dangers d'hémorrhagie que pendant la vie de l'enfant, la circulation placentaire n'étant pas encore suspendue. Si donc l'on se décidait à opérer de bonne heure, il faudrait absolument attendre que les vaisseaux placentaires maternels soient oblitérés et que tout danger d'hémorrhagie ait ainsi disparu.

Mais au bout de combien de temps cette oblitération sera-t-elle complète? il est bien difficile de le préciser. Nous n'avons guère d'autres indications à ce sujet que celles qui nous son fournies par l'examen des observations de laparotomie après la mort du fœtus; or, nous verrons plus loin que, dans un certain nombre de cas, le décollement du placenta a amené des hémorrhagies au bout de plusieurs semaines de rétention, une fois même au bout de 3 mois (obs. de Kirkley).

Litzmann estime que la durée du temps nécessaire pour que la circulation placentaire soit complètement arrêtée est de 4 à 5 mois; ce n'est donc, d'après lui, qu'au bout de ce laps de temps que l'opération pourra être pratiquée sans crainte d'hémorrhagie.

Keller, qui est partisan de l'intervention faite de bonne heure, a insisté sur un autre point important : l'avantage qu'il y a à temporiser pendant quelque temps pour permettre à des adhérences de s'établir entre le kyste et la paroi abdominale. Lorsque ces adhérences existeront, elles auront pour effet de permettre au chirurgien de pénétrer dans l'intérieur du kyste sans intéresser le péritoine. Keller pense qu'on pourra reconnaître l'existence des adhérences aux signes suivants qui sont d'ailleurs les mêmes pour toutes les tumeurs abdominales : rétraction de l'ombilic, immobilité des téguments sur la tumeur, fixité de celle-ci ; persistance de la matité aux mêmes régions, malgré les variations de position de la femme, tiraillements plus ou moins douloureux ressentis dans la paroi abdominale, enfin et surtout, poussées fréquentes de péritonite.

Il existe donc, à partir de la mort du fœtus, une période pendant laquelle il sera sage de se garder de toute intervention; elle correspond au durcissement du placenta et à la formation des adhérences. Si, cependant, il survenait des symptômes évidents de putréfaction du placenta, il serait difficile de retarder l'opération. Donc, en présence d'accidents septiques qui se déclareraient de bonne heure, le mieux serait d'intervenir; c'est ainsi qu'ont agi Braxton Hicks, Stutter et Zais qui ont réussi à sauver leur malade par une laparotomie hâtive. On trouvera plus loin l'indication de leurs observations.

Mais une autre question doit être maintenant abordée. Convient-il d'intervenir après le délai que nous venons d'indiquer ou faut-il, au contraire, prolonger l'expectation ?

Nous savons que, dans certains cas, la rétention aboutit à une guérison véritable par la transformation du fœtus en lithopédion; nous savons, d'autre part, que des accidents graves peuvent éclater à n'importe quel moment de la rétention. Il en résulte que n'étant jamais certain de la guérison, le médecin pourrait voir survenir au cours de son expectation toute la série des accidents que nous avons indiqués dans la première partie de notre travail. Or, plusieurs auteurs sont d'avis d'attendre la production de ces accidents pour intervenir. Telle est l'opinion exprimée en particulier par Parry.

En intervenant immédiatement, on ne tient aucun compte, il est vrai, de la guérison spontanée possible de la grossesse extra-utérine; mais nous savons combien cette terminaison est

rare, et, d'autre part, combien les accidents de la rétention altèrent gravement la santé de la femme. En présence de ces deux opinions, celle de Parry qui préconise l'expectation prolongée et celle de Keller qui est partisan de l'intervention précoce, à quel parti doit-on se résoudre ?

Récemment Kaltenbach, Frænkel, Litzmann, Werth, ont affirmé de nouveau qu'il ne faut pas attendre trop longtemps ; Litzmann insiste sur l'importance qu'il y a à opérer lorsque la santé de la femme est relativement bonne; car lorsque la malade sera affaiblie par la suppuration, l'opération présentera beaucoup moins de chances de succès.

Et pour nous résumer sur la conduite à tenir, nous conclurons ainsi :

Immédiatement après la mort du fœtus, l'opération ne peut être mise en question,à moins d'indications spéciales. L'intervention de la thérapeutique sera d'une grande utilité à ce moment; on s'attachera à calmer les symptômes douloureux, à combattre les phénomènes inflammatoires, à soutenir les forces générales de la femme.

Puis, cette première période passée, si la santé de la femme devient excellente, si aucun accident ne se montre, si les chances d'une transformation du kyste en lithopédion paraissent grandes, nous pensons que l'expectation pourrait être permise.

Toutefois, nous le reconnaissons, c'est là une éventualité si rare qu'on n'en saurait tenir compte que dans des cas exceptionnels; et nous admettons que, dans la majorité des cas, la conduite proposée par les accoucheurs modernes est la plus sage : ne pas attendre trop longtemps et intervenir pendant que les conditions de santé de la femme sont assez satisfaisantes pour que le succès de l'opération soit à peu près assuré.

Il nous reste à poser la question du choix à faire entre la laparotomie et l'élytrotomie ; il est évident qu'on devra choisir celle de ces deux opérations qui permettra d'arriver le plus facilement sur le kyste.

Le plus ordinairement, la tumeur est facilement accessible par l'abdomen : la laparotomie est donc indiquée dans la plupart des cas.

L'élytrotomie sera réservée aux cas beaucoup plus rares où le kyste plongeant dans l'excavation sera plus facile à atteindre par la voie vaginale.

II

Nous devons envisager maintenant les cas où le chirurgien est appelé auprès d'une femme qui présente des accidents pendant le cours de la rétention d'un fœtus extra-utérin.

Nous savons que ces accidents sont de deux ordres : tantôt ils se produisent sans que le kyste s'ouvre au dehors (nous les avons suffisamment décrits pour n'avoir pas à y revenir) ; tantôt ils sont caractérisés par l'élimination de contenu du kyste par des voies diverses.

Dans le premier cas, l'intervention s'impose comme le seul moyen de sauver la femme. Ce sera, suivant les circonstances, la gastrotomie ou l'ouverture par le vagin à laquelle on aura recours. Nous n'avons pas à indiquer ici les règles opératoires qu'on devra suivre : on les trouvera exposées aux chapitres Laparotomie et Élytrotomie.

Dans le second cas, la conduite à tenir sera différente suivant la voie qu'aura suivie l'élimination. Aussi devons-nous passer successivement en revue les différents cas qui peuvent se présenter.

Ouverture à la paroi abdominale antérieure. — Lorsque le kyste se fait jour par la paroi abdominale, il est rare que l'orifice soit suffisamment large pour donner facilement issue aux diverses parties du fœtus. Cependant lorsque celui-ci est mort de bonne heure et que, par conséquent, les fragments sont petits, leur expulsion peut avoir lieu spontanément comme dans l'observation de Bouzol que nous avons signalée, et dans laquelle le fœtus était mort à 5 mois ; mais on est souvent obligé d'aider à leur sortie. Quelquefois une simple extraction à l'aide des doigts ou d'une pince est suffisante, comme cela a été fait par Windriff et Heard (*V.* le tableau publié plus loin); dans le plus grand nombre des cas, on est obligé d'intervenir en agrandissant l'ouverture abdominale, l'opération devient alors une laparotomie secondaire.

On pratiquera une incision libératrice de l'orifice suivant le sens vertical et, s'il y a plusieurs ouvertures, on les réunira autant que possible par une même incision, ainsi que cela a été fait dans un cas rapporté par A. Leite; puis on extraira les débris du fœtus et on suivra ensuite, dans tous les temps de l'opération, les règles que nous indiquons plus loin en décrivant le manuel opératoire de la laparotomie.

Sur 12 cas d'élimination par la voie abdominale que nous avons réunis, et qui sont postérieurs à l'année 1876, il y en a 9 dans lesquels on est ainsi intervenu par l'incision du kyste au niveau de son ouverture. Dans un seul cas, la femme succomba (obs. de Poincaré); mais il y avait en même temps communication du kyste avec l'intestin et les matières fécales s'écoulaient au dehors en traversant la cavité kystique.

Ces quelques faits viennent à l'appui de ce que nous avons dit du pronostic de l'élimination par l'abdomen dans notre première partie. Ils montrent combien ce pronostic est favorable lorsqu'on intervient pour débarrasser le kyste des produits putréfiés qui le remplissent et nous autorisent à conclure que cette élimination ne doit jamais être abandonnée complètement à la nature.

12 CAS D'OUVERTURE DU KYSTE A LA PAROI ABDOMINALE

	REMARQUES.	TERMINAISON.
1. Macdongall (The Obst. Journ., 1876)...............	Fistule ombilicale après 17 mois de rétention. Agrandissement de l'ouverture. Extraction.	Guérison.
2. Chabert (Lyon médic., 23 avril 1876)...............	Grossesse extra-utérine ancienne; 4 mois après un accouchement à terme, ulcération ombilicale. Extraction. Antisepsie.	Guérison.
3. Leite (Gaz. Obst., 1877, p. 377).	3 abcès sur la paroi ombilicale. Incision rejoignant leurs orifices. Extraction par fragments.	Guérison.
4. Windrif (Bull. méd. du Nord, 1878, p. 129)...........	Abcès ouvert au-dessous de l'ombilic. Extraction par fragments.	Guérison.
5. Poincaré (Arch. Toc., nov. 1878, p. 617)...............	Après 3 semaines de rétention, abcès; agrandissement de l'ouverture. Extraction par fragments. Passage des matières fécales à travers le kyste qui communique avec l'intestin.	Mort.
6. Young (Am. Journ. of med. sc., avril 1880, p. 443)........	L'ouverture spontanée de l'ombilic est élargie. Extraction.	Guérison.
7. Hofmeier (Geitsch. für Geb. und Gyn., 1880, Bd V, H. I, p. 112)...............	Abcès ouvert à l'ombilic; dilatation et incision de l'ouverture : extraction du fœtus en totalité; arrachement du placenta : hémorrhagie grave ; drainage vaginal.	Guérison.

12 CAS D'OUVERTURE DU KYSTE A LA PAROI ABDOMINALE

(Suite)

	REMARQUES.	TERMINAISON.
8. Heard (New York med. Journ., mai 1882).............	Après deux ans et demi de rétention, ouverture dans le flanc gauche. Extraction en totalité.	Guérison.
9. Phénomenow (Arch. Toc., 1882, p. 577)...............	Après 16 mois de rétention, abcès au nombril. Incision sur la ligne blanche. Extraction.	Guérison.
10. Caraman (Ann. Gyn., fév. 1883, p. 157)...............	Après rétention de 2 ans, fistule ombil. qui persiste 3 ans. Accidents graves pendant nouv. grossesse; ouverture du kyste avec les caustiques. Extraction; accouchement à terme.	Guérison.
11. Ullman (Jahresbericht, 1883, p. 591)...............	Rétention de 3 mois et demi. Ulcération ombilicale. Incision sur la ligne blanche. Extraction d'un fœtus à terme.	Guérison.
12. Bouzol (Lyon méd., 21 déc. 1884, p. 513)............	Rétention de 2 mois. Ouverture abdominale. Élimination spontanée par fragments.	Guérison.

Ouverture dans l'intestin. — La conduite à tenir dans les cas où le kyste s'est mis en communication avec l'intestin variera suivant le point où siège l'ouverture; nous envisagerons : 1° le cas où elle occupe le rectum et où elle est accessible au doigt; 2° le cas où elle est située en un point plus élevé, sur le gros intestin ou l'intestin grêle.

1° Lorsque le doigt introduit dans le rectum pourra arriver jusqu'à l'orifice de communication, on devra, pour peu que l'élimination spontanée soit lente et pénible, intervenir et extraire le fœtus ou ses débris. Littre, dans l'observation dont nous avons parlé, pratiqua cette extraction en plusieurs temps, à l'aide d'instruments; il se servit d'une pince coupante pour diminuer le volume des parties et d'une pince ordinaire pour les amener au dehors. Depuis, la conduite de Littre a été nombre de fois imitée.

Voici comment on procédera. Après avoir anesthésié la femme et l'avoir placée dans la situation obstétricale, on introduira un ou deux doigts dans le rectum et on tentera d'accrocher les parties engagées dans l'orifice. Si la main ne peut parvenir à dégager ainsi le fœtus, on glissera le long des doigts une longue pince avec laquelle on ira saisir la partie fœtale. Enfin, si le volume de celle-ci est trop considérable, on devra en effectuer le broiement. C'est ce que fit le Dr Pinard dans un cas où il fut appelé à opérer à l'hôpital Saint-Louis; nous empruntons la description du manuel opératoire qu'il employa à la thèse de Deschamps[1] : « La femme étant placée dans la situation obstétricale ordinaire et complètement anesthésiée, M. Pinard introduisit d'abord deux doigts dans le rectum jusqu'au niveau de l'orifice et sur ces deux doigts fit glisser une longue pince à faux germe, recourbée, saisit ce qui restait de la colonne vertébrale et, tirant lentement, abaissa la tête pour que les doigts pussent l'explorer et reconnaître que les

1. Obs. rapportée dans la thèse de Deschamps, p. 82.

os de la voûte et de la base n'étaient pas dissociés. Cette constatation rendait le broiement de la tête nécessaire, car l'orifice n'aurait pu permettre, malgré sa dilatabilité, la sortie de la tête intacte. Comme certaines parties du fœtus tendaient à s'engager à travers l'orifice, M. Pinard les saisit d'abord et il amena ainsi successivement au dehors un bras, des côtes et le placenta, qui n'était pas adhérent.

« Ensuite, la tête restant seule ou à peu près dans le kyste, M. Pinard fit presser légèrement par un aide au niveau de la fosse iliaque gauche afin d'abaisser de cette façon le kyste et de rendre la tête plus accessible et plus fixe. Cela fait, les pinces furent réintroduites, toujours guidées par les doigts, et après quelques tentatives la tête fut saisie, broyée et amenée par des tractions légères dans l'intestin et enfin au dehors. »

Il est évident que toutes ces manœuvres devront être accomplies avec lenteur et précaution, qu'on s'efforcera de protéger avec les doigts les parois du rectum qui pourraient être lésées par des débris osseux.

Nous croyons qu'on ne devra avoir recours que le plus rarement possible à la dilatation forcée de l'anus et à l'introduction de la main dans le rectum, comme l'ont fait Clark, en 1806, et plus récemment M. Duncan et Janvrin, cités par Parry (*loc. cit.*, p. 263 et 264).

Si quelque portion du squelette paraît très adhérente à la paroi du kyste, on renoncera à l'enlever, car son extraction pourrait produire une rupture de la poche; on en abandonnera l'expulsion à la nature ou on remettra son ablation à une séance ultérieure.

Une fois l'extraction terminée, on devra faire dans la poche un grand lavage antiseptique; on continuera ces injections les jours suivants jusqu'à ce que les parois du sac soient suffisamment revenues sur elles-mêmes, et on se bornera plus tard à empêcher, par l'administration de grands lavements, le contact des matières fécales et du kyste.

2° Quand le kyste communique avec l'intestin en un point inaccessible au doigt, on ne devra pas hésiter à pratiquer la laparotomie. Il est important que cette opération soit faite sans retard et alors que la femme n'est pas épuisée par la longue durée de l'élimination.

Au cours de la gastrotomie, faite dans ces conditions, il peut se produire des indications spéciales fournies par l'état de la paroi intestinale au niveau de l'orifice de communication. Martin trouva dans un cas où il y avait relation intime entre le kyste et le colon, toute une partie de cet intestin gangrené ; il dut en faire l'excision et pratiquer l'entérorraphie : la femme mourut. Macdonald, dans un cas où l'intestin grêle faisait partie intégrante de la paroi kystique au point de communication, dut opérer la résection d'une portion de l'intestin : la femme guérit.

Il est difficile de donner un chiffre indiquant la proportion dans laquelle les femmes guérissent après une laparotomie faite pour l'ouverture du kyste dans l'intestin.

En effet, ces opérations sont englobées sans distinction par les auteurs, dans leurs statistiques, avec celles qui sont pratiquées en général après la mort du fœtus.

Parmi les quelques faits que nous avons pu recueillir, la guérison est survenue à peu près dans les deux tiers des cas (4 morts sur 11 cas).

D'ailleurs, ainsi que nous l'avons indiqué plus haut, il est une circonstance importante au point de vue du pronostic : celle de l'époque à laquelle remontaient les accidents lorsque l'opération a été pratiquée.

Nous publions ici deux observations de M. le professeur Tarnier, qui nous montrent bien la différence des résultats, suivant qu'on opère plus ou moins près du début des accidents. Dans la première opération, où les accidents étaient récents, la femme revint à la santé après avoir subi la gastrotomie. Dans la seconde, au contraire, la malade était épuisée par des accidents de longue durée et elle succomba malgré l'opération [1].

Observation. — Grossesse extra-utérine abdominale. — Mort du fœtus vers le septième mois. — Accidents de péritonite. — Gastrotomie. — Guérison. (Maternité de Paris : service de M. Tarnier. Observation recueillie par M. Ribemont, interne du service.)

Bed... Henriette, 21 ans, piqueuse de bottines, admise à la Maternité, le 12 avril 1877, entre le 14 à la salle Sainte-Marguerite. Elle nous fournit sur ses antécédents les renseignements qui suivent : réglée à 11 ans, elle est devenue enceinte en 1872 et est accouchée en 1873 d'un enfant qui a vécu deux mois. Elle n'a pas allaité. Huit jours après son accouchement, elle perdit une notable quantité de sang au moment même où elle commençait à reprendre ses occupations. Les règles revinrent un mois après et continuèrent à se montrer régulièrement, jusqu'en août 1876, où elles apparurent pour la dernière fois du 4 au 8. A la fin du mois d'août surviennent des nausées, des envies de vomir qui font penser à la malade qu'une nouvelle grossesse commence. L'absence d'écoulement menstruel en septembre confirme ses soupçons. Au milieu du mois de septembre, éclatent des douleurs très vives qui occupent tout l'abdomen. Ces douleurs, si intenses que le plus léger contact, le poids d'une simple couverture, étaient insupportables, ne s'accompagnèrent ni de vomissements, ni de nausées. La malade garda le repos au lit pendant quinze jours, et après ce temps dut attendre encore une dizaine de jours avant que la marche lui fût possible. Elle ne reprit son travail que dans le courant d'octobre.

Les signes de grossesse deviennent, en octobre et en novembre, de plus en plus probables. Développement de la région hypogastrique, augmentation de volume des seins, etc.

En décembre, nouvelle explosion de douleurs plus vives encore que la première fois, étendues à tout l'abdomen, mais plus marquées au niveau des régions hypogastrique et iliaque gauche. Ces accidents, qui durent quatre jours seulement, ne s'accompagnent pas de météorisme. Pas de vomissements.

A la fin du mois de janvier, ou dans les premiers jours de février, Bed... perçoit nettement les mouvements actifs du fœtus. Les seins contiennent du lait.

1. Ces deux observations ont été publiées dans les Annales de Gynécologie, juillet 1879, p. 38 et suiv.

Vers le 7 mars, survient un mouvement fébrile qui dure deux jours pendant lesquels ces mouvements, d'abord désordonnés, cessent d'être perçus. A partir de ce moment, l'œuf dont la partie supérieure dépassait notablement le niveau de l'ombilic, diminue graduellement. Bientôt la malade voit ses seins se flétrir, sans que cependant la sécrétion lactée se tarisse, elle éprouve en outre la sensation « *d'une boule* » mobile dans l'abdomen, et qui se porte tantôt à droite, tantôt à gauche, suivant le côté sur lequel se couche cette jeune femme.

Le 4 avril, Henriette Bed... éprouve quelques douleurs lombaires, accompagnées de tiraillements dans les cuisses. Ces phénomènes qui, habituellement précèdent chez elle l'écoulement menstruel, durent jusqu'au 11. Ce jour-là une certaine quantité de sang s'échappe par la vulve et quelques heures plus tard une masse charnue d'un blanc grisâtre est expulsée au milieu de douleurs assez vives. L'écoulement persistant le lendemain, Henriette Bed... entre à la Maternité. Conduite immédiatement à la salle d'accouchement par les élèves-sages-femmes qui la croient en travail, elle y reste deux jours pendant lesquels elle expulse une autre masse de tissu que l'élève qui l'assistait prit pour un fragment de placenta et qu'elle n'eut pas soin de conserver.

La malade *n'accouchant* pas, et les douleurs provoquées par l'expulsion de ces masses charnues ayant cessé, Mme la sage-femme en chef fit passer la malade dans le service de M. le Dr Tarnier : c'est là que nous la voyons pour la première fois.

L'examen que nous pratiquons nous fait constater que l'abdomen est le siège d'une tumeur encore aussi volumineuse que l'est l'utérus distendu par une grossesse de cinq mois et demi à six mois. Cette tumeur située sur la ligne médiane remonte jusqu'à l'ombilic, elle est résistante, ses parois ne se laissent pas déprimer facilement, on sent cependant derrière elle un certain nombre de parties inégalement résistantes et non mobiles.

L'auscultation est absolument négative. Le col utérin dévié fortement à gauche est ramolli, et l'on peut facilement faire pénétrer la phalange unguéale de l'index dans la cavité cervicale.

L'orifice interne est fermé.

Le corps de l'utérus, dont le fond est à droite, est couché horizontalement, et comme accolé à la partie inférieure de la tumeur qui refoule légèrement les culs-de-sac vaginaux.

L'utérus est immobile dans cette situation. Les seins contiennent un peu de lait. Le diagnostic porté par M. Polaillon, qui suppléait alors M. Tarnier, diagnostic confirmé quelques jours plus tard par notre maître, fut : grossesse extra-utérine abdominale ; fœtus mort.

L'écoulement sanguin persiste jusqu'au 25 avril.

Du 26 avril au 2 mai, de vives douleurs se manifestent de nouveau. L'abdomen tout entier est devenu d'une grande sensibilité, celle-ci est plus marquée au niveau de la fosse iliaque gauche. Ces douleurs ne s'accompagnent pas de fièvre. Pas de vomissements. Léger météorisme. Constipation opiniâtre combattue par des lavements purgatifs.

Le 3 mai : la malade a, dans l'après-midi, pour la première fois, un violent frisson qui dure trois quarts d'heure. Pas de nausées. Sensibilité de l'abdomen, surtout au niveau de la fosse iliaque gauche.

Le lendemain apparaissent tous les signes d'une péritonite ; fièvre, ballonnement considérable de l'abdomen, douleurs, vomissements verdâtres, facies grippé.

La marche du pouls et de la température est la suivante :

Le 4	matin,	P. 128	T. 39°,2;	soir,	P. 140,	T. 39°,5
Le 5	—	129	39°	—	128	39°,2
Le 6	—	96	38°,6	—	112	39°
Le 7	—	104	29°	—	112	39°,2
Le 8	—	96	38°,2	—	100	38°,4
Le 9	—	80	37°,6	—	88	38°
Le 10	—	80	37°	—	84	37°

Le 10 mai, les accidents se calment, l'abdomen diminue et n'est presque plus douloureux.

Le 16 juin, les règles se montrent pour la première fois depuis le mois d'août.

Leur réapparition s'accompagne de symptômes de péritonite subaiguë.

La tumeur abdominale augmente et sa partie supérieure arrive à dépasser de deux travers de doigts le niveau de l'ombilic.

Le corps utérin est aussi plus volumineux.

L'écoulement menstruel ne dure que quatre jours. Une semaine après, le fond du kyste était redescendu au niveau de la cicatrice ombilicale. Celui-ci paraît moins large et plus aplati.

L'état de la jeune femme s'améliore assez rapidement pour que le 26 juin elle puisse se lever et marcher un peu.

Mais le 16 juillet, le retour des règles s'accompagne d'une nouvelle explosion d'accidents de péritonite ; l'état général devient inquiétant. Une double congestion pulmonaire, qui survient le 29, achève de détruire les forces de la malade, que l'on a d'ailleurs grand'peine à alimenter.

Le 9 août, Henriette Bed... rend par l'anus une portion, sinon la totalité du cordon ombilical. Ce cordon, long de 20 centimètres, est un peu plus gros qu'un crayon. Il est peu altéré.

Les garde-robes sont examinées avec soin les jours qui suivent, mais on n'y trouve aucun débris fœtal.

Le toucher rectal ne permet pas d'arriver jusque sur le point qui a été le siège de la perforation. A partir de cette époque, l'état général devient de plus en plus mauvais.

Frissons répétés le soir, fièvre, amaigrissement considérable, anorexie, etc.

Le 10	matin,	P. 124,	T. 38°,2	soir,	P. 132,	T. 40°,5
Le 11	—	124	38°	—	136	40°,2
Le 12	—	120	38°,5	—	140	38°,9
Le 13	—	124	38°,6	—	132	38°,1
Le 14	—	120	38°,8	—	136	40°
Le 15	—	112	38°,6	—	124	38°,8
Le 16	—	120	38°,5	—	136	40°,1
Le 17	—	120	38°,2	—	124	38°,5
Le 18	—	112	38°,4	-	120	38°,9
Le 19	—	112	38°,2	—	124	38°,5
Le 20	—	108	38°,4	—	120	38°,6
Le 21	—	112	38	—	132	39°,7

En présence de la gravité des signes d'hecticité présentés par Henriette Bed..., M. Tarnier ne veut pas tarder davantage à lui proposer la gastrotomie.

L'opération, acceptée sans hésitation, est pratiquée le 22 août, en présence de MM. Polaillon, Pinard, Budin et Ribemont.

La malade, placée sur un lit spécial, est chloroformée. M. Tarnier fait à la paroi abdominale une incision située sur la ligne médiane, longue de 10 centimètres environ et commençant à deux travers de doigt au-dessous de l'ombilic. Cette incision, faite couche par couche, met bientôt à découvert un tissu blanc grisâtre qui n'est autre chose que la paroi néo-membraneuse du kyste fœtal intimement uni à la face postérieure de la paroi abdominale. Une ponction faite à la partie supérieure de l'incision laisse échapper une certaine quantité de liquide noirâtre mélangé de gaz et d'odeur horriblement infectes. M. Tarnier introduit son doigt dans le kyste; puis, guidant sur lui un bistouri boutonné, il en incise largement l'épaisse paroi. Un pariétal se présente et est facilement amené au dehors, quelques lambeaux de parties molles putréfiées y adhèrent faiblement. M. Tarnier constate que les autres os constituant le crâne adhèrent encore assez à ceux de la face pour qu'on puisse espérer les extraire d'un seul coup. Le second pariétal est saisi avec une forte pince et sort entraînant avec lui le reste de la tête à laquelle tient encore la colonne vertébrale garnie de la plupart des arcs costaux, du bassin et du squelette du membre inférieur gauche. Les restes des débris du fœtus sont alors facilement enlevés. Les parois du kyste, immédiatement revenues sur elles-mêmes sont assez lisses et épaisses de un centimètre environ. On n'y découvre aucune trace du tissu placentaire. Après avoir abondamment lavé, à l'aide d'une solution phéniquée au 20e, l'intérieur de la poche, M. Tarnier réunit la moitié supérieure de l'incision au moyen de deux points de suture. Pansement de Lister.

La malade est reportée encore endormie dans son lit.

Le soir même, la malade est sans fièvre. Pouls 76e, température 36°,8. La journée a été bonne, il n'y a pas eu de vomissements, pas de douleurs. Pour éviter tout mouvement, le cathétérisme vésical est pratiqué ainsi que les jours suivants.

Une injection phéniquée au 20e est faite et continuée matin et soir. Dès le lendemain, le liquide qui s'écoule de la poche ne présente plus d'odeur. Les injections entraînent quatre phalanges. La malade prend avec plaisir quelques aliments, le pouls et la température sont retombés à l'état normal.

Le 24, même état satisfaisant; appétit excellent.

Le 27, la malade est méconnaissable, elle sent ses forces revenir; son teint, naguère terreux, est rose maintenant; le kyste diminue par le retrait de ses parois. On ne peut plus y introduire que peu profondément la canule pour y faire des lavages. La plaie s'est réunie par première intention dans la partie qui a été suturée.

Le 29, les points de suture sont enlevés.

Le reste de la plaie, revenue sur elle-même, est couvert de bourgeons charnus du meilleur aspect. État général excellent.

Le 4 septembre, on ne peut plus introduire qu'une sonde de moyen calibre à travers la plaie. Je retrouve la malade fort bien portante et très engraissée, quinze jours plus tard. Il ne reste plus qu'une petite fistule qui donne passage à un très léger écoulement de liquide. On sent à travers la paroi abdominale une masse du volume d'une très petite orange, dernier vestige du kyste fœtal.

Le 1er octobre, la plaie est entièrement cicatrisée. La malade est munie d'une ceinture et commence à se lever.

L'utérus a repris sa situation normale, il est mobile quoique le fond semble encore faiblement maintenu par quelques adhérences.

Le 16, Henriette Bed... demande son exeat et en nous quittant nous fait part de son prochain mariage.

Observation. — Grossesse extra-utérine, datant de dix-sept mois. Ouverture du kyste fœtal dans l'intestin. — Gastrotomie. — Mort. (Maternité de Paris : service de M. Tarnier. Observation recueillie par M. Maygrier, interne du service.)

Mme Delorme, âgée de 33 ans, entre dans le service de M. Tarnier, à la Maternité, le 8 mars 1879.

Réglée à l'âge de 17 ans, cette femme a eu, depuis, des époques menstruelles régulières, d'un jour de durée seulement. Elle paraît avoir joui d'une bonne santé habituelle. Elle raconte seulement qu'à l'âge de 25 ans, elle fut prise, sans cause nettement déterminée, d'une métrorrhagie abondante qui fut suivie de pertes continuelles durant 6 mois; ce n'est qu'au bout de ce temps qu'elle se décida à consulter un médecin qui lui recommanda de quitter Paris; elle partit pour la campagne où sa santé se rétablit bientôt; les pertes cessèrent et les règles redevinrent normales.

Mariée depuis deux ans, elle a vu ses règles se supprimer à partir du 31 décembre 1877, époque où elle les eut, comme d'habitude, pendant 24 heures. Bientôt survinrent des signes de grossesse, augmentation de volume du ventre, picotement des seins, nausées, etc., elle dit avoir senti remuer son enfant, pour la première fois, dans le courant d'avril 1878. Dès le début, elle ressentit dans le bas ventre des douleurs assez vives qui ont persisté, mais avec moins d'intensité que dans les premiers mois, pendant toute la durée de la grossesse. Elle a eu aussi à souffrir de vomissements répétés, qui duraient plusieurs jours et cessaient pendant une semaine ou deux pour reprendre ensuite.

Dans les derniers jours du mois d'août 1878, c'est-à-dire vers la fin du huitième mois environ, elle fut prise de douleurs extrêmement vives comme si elle allait accoucher; ses souffrances se prolongeant sans aboutir, elle fit appeler un médecin qui constata nettement l'existence des bruits du cœur de l'enfant. Mais au bout de 26 heures, les douleurs diminuèrent peu à peu de fréquence et d'intensité, elles finirent par disparaître complètement; rien n'avait été expulsé par les parties génitales, sauf un peu de sang.

A dater de ce faux travail, la malade cessa de percevoir les mouvements du fœtus et sa santé, assez éprouvée depuis le commencement de sa grossesse, s'améliora très rapidement.

Vers le 15 octobre survint une perte qui dura deux jours sans être accompagnée de douleurs. Dans le courant de décembre, nouvelle perte qui dura encore deux jours. Cette fois, M. Tarnier fut appelé en consultation, l'état général de la femme était satisfaisant, aucune intervention ne fut résolue.

Mais à partir du mois de janvier 1879, le ventre devint douloureux, des frissons survinrent ainsi que de la fièvre, de l'anorexie et de l'amaigrissement. Appelé de nouveau auprès de la malade, en février, M. Tarnier lui conseille d'entrer à la Maternité, dans l'intention de l'opérer.

Malheureusement, la malade, très pusillanime, retarda tous les jours son départ. Les symptômes fébriles s'accentuèrent, une évacuation abondante survint par l'anus de matières jaunâtres, d'une odeur infecte. Des vomissements incessants s'établirent, le ventre devint de plus en plus douloureux et ce n'est que devant la persistance et l'aggravation de ces souffrances que la malade se décida enfin à venir à la Maternité, le 8 mars.

La face est pâle, amaigrie, exprimant la souffrance; la peau est sèche, le pouls est petit et fréquent. Le ventre est assez volumineux, M. Tarnier constate cependant qu'il a diminué beaucoup de volume depuis son dernier examen. Le palper abdominal est impossible, car la moindre pression sur l'abdomen arrache des cris à la malade. Au toucher vaginal, le col est facilement accessible; il est petit, fermé, un peu ramolli; dans l'examen antérieur, fait en ville par M. Tarnier, le col n'était pas aussi accessible et, de plus, l'excavation était occupée par une tumeur assez volumineuse qui n'est plus perceptible. Il est évident que le kyste fœtal a dû s'ouvrir dans l'intestin et y vider une partie de son contenu. Au toucher rectal, on n'arrive sur aucun orifice de communication avec le kyste et on ne sent pas de parties osseuses.

La malade mange à peine, elle a un dégoût prononcé pour les aliments, la langue est un peu sèche, la soif assez vive, elle vomit à peu près tout ce qu'elle prend et a une diarrhée persistante.

Le 13 mars, M. Tarnier provoque une consultation à laquelle prennent part MM. Polaillon, Lucas-Championnière et Pinard. L'avis unanime est qu'il s'agit d'une grossesse extra-utérine abdominale avec ouverture du kyste dans l'intestin et poussées aiguës péritonitiques ayant déterminé des adhérences aux parois abdominales. La conclusion à peu près générale est la nécessité et l'urgence d'une intervention chirurgicale. La place qu'occupe l'utérus n'a pu être exactement limitée : il paraît refoulé en avant mais son fond n'est pas senti par le palper abdominal et il semble englobé dans la tumeur. L'hystéromètre ne pénètre que difficilement et incomplètement.

Les jours suivants, l'affaiblissement de la malade va en augmentant. Le ventre devient plus volumineux et la percussion dénote des points sonores, indices de la présence sonore de gaz dans la poche ; la diarrhée continue; elle est d'une odeur très fétide, mais on ne remarque dans les déjections aucun débris fœtal; au microscope, on n'y découvre pas de globules de pus.

L'opération est faite le 21 mars, à onze heures du matin, en présence de MM. Polaillon et Lucas-Championnière et suivant la méthode de Lister.

La malade étant chloroformée, la paroi abdominale est incisée sur la ligne médiane, immédiatement au-dessous de l'ombilic, dans une étendue de dix centimètres. La poche est ouverte immédiatement, ses parois étant partout adhérentes aux parois de l'abdomen.

Un fœtus putréfié, d'une odeur horriblement fétide et presque méconnaissable, est extrait; un membre, probablement un bras, est adhérent au fond du kyste ; on le coupe et on laisse dans la poche cette partie adhérente en ayant soin de placer sur elle un fil dont les chefs sont ramenés au dehors. Puis, M. Tarnier introduit la main dans le kyste, pour y chercher s'il ne reste aucune partie détachée du fœtus, et il retire successivement les deux pariétaux complètement dénudés. Des lavages sont ensuite faits avec de l'eau tiède alcoolisée; quatre tubes à drainage réunis ensemble sont placés dans l'ouverture qu'on laisse telle qu'elle, sauf à la partie supérieure de l'incision où est placé un point de suture; on termine en plaçant des éponges phéniquées fortement exprimées tout autour de la plaie et en faisant le pansement de Lister.

L'opération a duré une demi-heure.

A deux heures de l'après-midi, la malade, complètement réveillée, se plaint de souffrir un peu du ventre; elle a quelques hoquets et rend des glaires verdâtres, mais n'a pas de vomissements véritables. La température, qui était de 38°, 5 avant l'opération, est tombée à 36°, 5; le pouls est à 120. On prescrit du champagne et de la glace.

A 6 heures du soir, respiration assez calme, sueurs abondantes, pas de vomissements ; la température se relève un peu et marque 36°, 7, le pouls est tombée à 88°.

A 9 heures, on enlève les éponges phéniquées qui garnissaient le fond du pansement; elles sont imbibées de liquide venu du kyste; le pansement est fait, la malade est tranquille, mais n'a pas encore eu de sommeil; la température est la même 36°, 7.

A minuit, catéthérisme vésical, on retire environ 150 grammes d'urine claire.

Le 22 mars, la malade est vue à 7 heures du matin. Elle n'a pas encore fermé l'œil depuis l'opération, mais elle ne souffre pas et est très calme; à 6 heures, elle a eu deux régurgitations bilieuses verdâtres. P. 108 ; T. 36°,5; R. 20.

A 11 heures, la malade a vomi plusieurs fois, elle est cependant assez calme; on refait le pansement. Dans la journée, elle urine seule.

A 8 heures du soir. P. 100; T. 36°, 5. Les vomissements ont cessé depuis 2 heures de l'après-midi.

Le 23. La nuit a été calme; la malade a eu enfin plusieurs heures de sommeil, elle n'a pas vomi.

Matin. P. 126 ; T. 36°, 5 ; R. 28. Les pièces du pansement exhalent une odeur fétide; on injecte, à l'aide d'une grosse sonde en gomme, de l'eau alcoolisée dans la poche; un vomissement survient après le pansement.

Soir. P. 100 ; T. 36°, 9. La journée a été assez bonne; le champagne est supporté. Le pansement est traversé, on le refait à 10 heures.

Le 24. La nuit a été assez agitée; il y a eu deux ou trois vomissements et un peu de dyspnée.

Matin. P. 100 ; T. 36°, 6. Langue humide, face pâle mais assez reposée malgré l'agitation de la nuit; ventre souple, indolore. Le pansement est fait, des lavages alcoolisés détachent de nombreux détritus de la poche. Prescriptions : bouillon, lait, champagne, glace.

Soir. P. 116 ; T. 37°. Pas de vomissements ; soif vive ; le pansement est refait à 10 heures.

Le 25. La nuit a encore été mauvaise, sans sommeil, la soif a été très vive, la malade a beaucoup bu.

Matin. P. 112 ; T. 37°,2. Langue humide, face pâle, pas de douleurs de ventre. Le pansement est fait comme la veille ; on prescrit, vu l'odeur infecte des détritus qui sortent du kyste, quatre lavages alcoolisés par jour. Grogs, bordeaux, bagnols, côtelette à sucer. Potion morphinée pour le soir.

Soir. La journée a été calme.

P. 122 ; T. 37°,1. La langue est un peu sèche, le membre inférieur gauche est le siège d'un gonflement peu douloureux.

Le 26. La nuit a été assez bonne.

Matin. P. 140 ; T. 37°,1. Langue sèche, face pâle, les joues se creusent un peu ; souffrances nulles ; mixtion facile ; il n'y a pas eu encore de garde-robe depuis l'opération. Phlegmatia alba dolens bien nette du membre inférieur gauche. On continue les mêmes lavages du kyste quatre fois par jour.

Soir. Les traits s'altèrent, il y a eu un peu de subdelirium. P. 132 ; T. 36°,7 ; R. 36.

Le 27. La nuit a été mauvaise, la malade s'est refroidie, elle n'a eu que quelques heures d'un sommeil très agité.

Matin. P. 128 ; T. 36°,6. Langue très sèche, soif extrêmement vive, facies très altéré, amaigrissement considérable, extrémités froides. On continue les lavages alcoolisés ; le membre fœtal qui était resté adhérent à la paroi du kyste se détache ainsi qu'une foule de détritus sanieux, noirâtres.

Soir. La journée a été très agitée, la malade se plaint de souffrir beaucoup de sa plaie ; elle pousse des gémissements continuels ; on la calme avec une piqûre de morphine. P. 128 ; T. 36°,4.

Le 28. La malade a dormi, mais elle se refroidit de plus en plus.

Matin. Facies profondément altéré, joues excavées, yeux brillants, langue très sèche, subdelirium. Pouls irrégulier, petit, à peine perceptible par moments, à 130. La température s'élève un instant et monte à 38°, 4. Les lavages de la plaie font sortir une foule de débris noirs, sphacélés, infects.

Soir. Le coma survient, la peau se couvre de sueur, la mort a lieu à 10 heures.

La famille ayant mis opposition, l'autopsie n'a pu être faite.

Ouverture dans le vagin et l'utérus. — Lorsque le kyste s'est ouvert dans le vagin, le traitement est ordinairement très simple : l'extraction se fera avec la main ou à l'aide d'instruments, après qu'on aura préalablement agrandi l'ouverture s'il y a lieu.

Dans certains cas tout à fait exceptionnels, comme celui de Schmitt, que nous avons rapporté plus haut, où le fœtus était placé transversalement dans l'excavation et ne put être extrait par l'ouverture vaginale, on pourrait avoir recours à la laparotomie.

Quant à la communication du kyste avec l'utérus, elle est tellement rare qu'il est impossible de donner des règles précises sur la conduite à tenir si l'issue par l'ouverture qui fait communiquer le kyste avec l'utérus est parfois réalisable, comme dans l'observation de Galabin (*V.* page 59); il est certainement des cas où l'extraction serait impossible et où on n'aurait d'autres ressources de traitement que la gastrotomie.

Ouverture dans la vessie. — Bien que White[1] ait conseillé d'abandonner à la nature l'isue des fragments du fœtus par l'urèthre, il est des cas où le chirurgien est obligé d'intervenir. Ce sont ceux dans lesquels les fragments du squelette, trop volumineux pour sortir spontanément par l'urèthre, provoquent une série de symptômes analogues à ceux des calculs vésicaux. Flaubert[2], de Rouen, pratiqua la cystotomie vaginale dans un cas de ce genre. Thompson[3] fit avec succès la taille uréthrale pour extraire des fragments de fœtus dans la vessie. La laparotomie peut encore être indiquée dans certains cas ; c'est ainsi que Braxton Hicks[4] fit cette opération chez une femme

1. White. The med. Record., 1878, vol. XIV, p. 275.
2. Flaubert, cité par Doudement. Th. Paris, 1821.
3. Thompson. Obs. présentée à la Société pathologique de Londres, le 3 novembre 1863.
4. Braxton Hicks. The Lancet, 1862, t. II, p. 283.

dont le kyste s'était ouvert spontanément dans la vessie et qui guérit.

Il est difficile de formuler une règle absolue de traitement pour tous les cas, attendu que le mode d'intervention devra être basé avant tout sur l'intensité des phénomènes vésicaux.

CHAPITRE III

GASTROTOMIE

HISTORIQUE ET DIVISIONS

Il est généralement admis que c'est Primerose[1] qui, en 1594, pratiqua le premier l'ouverture de l'abdomen dans un cas de grossesse extra-utérine ; on n'avait jusqu'alors incisé la paroi abdominale, dans des cas de cette nature, que pour libérer des fistules ou des ouvertures d'abcès et extraire par l'orifice ainsi agrandi les fragments d'un fœtus putréfié.

Voici, en quelques mots, l'histoire de ce fait remarquable, dont nous empruntons à Puech la relation résumée : « Une femme de 30 ans, ayant eu sept couches dont la dernière double, devint grosse en mars 1591. Tout marcha bien d'abord, mais à terme un faux travail amena la mort du fœtus. Revenue à la santé elle vit ses règles se rétablir et devint enceinte en mai 1594. Cette neuvième grossesse eut le sort de la précédente ; au huitième mois, elle fut prise de malaises et n'accoucha pas davantage. Abandonnée à elle-même, elle était sur le point de périr, lorsque, à la suite d'un abcès abdominal qui perça en juin 1595, survint une accalmie. Le 2 août suivant, il sortit au milieu du pus un os, et comme cette femme savait

1. Primerose. De mulierum morbis et symptomatis, 1655, lib. IV, p. 316.

qu'il n'y a point d'os dans cette région, elle appela à son secours le chirurgien du lieu. L'intervention de celui-ci se borna à introduire un stylet dans la cavité de l'abcès ; mais un habile accoucheur dont il réclama le concours se montra à la hauteur des circonstances. Jacques Noier ne se borna pas à porter un diagnostic exact, il élargit l'ouverture par une incision et, à l'aide de pinces, il retira, os à os, le fœtus tout entier. Restait la tumeur gauche renfermant le produit de la dernière conception; mais à raison de la pâleur et de la faiblesse de l'opérée, il en remit à plus tard l'ouverture.

« C'est le 16 août que Primerose vit la malade et c'est le 20, en présence de plusieurs médecins et chirurgiens de Bordeaux, que fut pratiquée la gastrotomie. L'incision fut faite sur la partie proéminente de la tumeur, à l'endroit correspondant à la tête, puis le fœtus fut extrait membre à membre et la plaie résultant de l'incision fut réunie par cinq points de suture. Contre toute espérance, cette seconde opération réussit et l'opérée fut rendue à sa santé première [1]. »

Trois ans ne s'étaient pas écoulés depuis l'opération faite par Primerose, qu'un autre cas heureux était signalé par F. Plater [2]. Puis il se passa plus d'un siècle avant qu'une observation nouvelle vint s'ajouter aux deux précédentes, et ce n'est qu'en 1714 que Calvo [3] rapporta à l'Académie royale des sciences un troisième fait de gastrotomie.

Il s'en produisit encore quelques-uns pendant les années suivantes.

A partir de la fin du dix-huitième siècle, la gastrotomie, dans les cas de grossesse extra-utérine, devient l'objet de l'attention des vieux accoucheurs français. Levret, parlant de cette opération, ne conteste nullement sa possibilité et se

1. Puech. De la répétition des grossesses extra-utérines. Gaz. obstétr., 5 nov. 1879, p. 322.

2. Plater. De partum corporis humani structura et usu, 1597.

3. Calvo. Hist. de l'Acad. roy. des sciences, 1714, p. 29.

montre bien plus arrêté par la crainte de l'hémorrhagie que par les difficultés opératoires.

Baudelocque est beaucoup plus affirmatif et se déclare partisan de l'ouverture de l'abdomen: « Si les seuls efforts de la nature, à la suite des grossesses extra-utérines, ont assuré plusieurs fois la vie de la mère, quoiqu'en l'exposant à mille dangers, si la femme bien plus souvent n'a été redevable de cet avantage qu'aux secours de l'art, que de maux ces secours, toujours trop tardifs pour l'enfant et souvent pour la mère, n'auraient-ils pas prévenus, si la chirurgie eût été moins timide à les proposer ou si elle eût rencontré des femmes assez courageuses pour s'y soumettre à temps! L'ouverture du bas ventre, et de la trompe, selon les circonstances, en arrachant à la mort quelques-unes de ces femmes, aurait pu assurer en même temps la vie à plusieurs enfants conçus hors des voies ordinaires [1]. »

Et plus loin, il dit encore: « Tout parle en faveur de celle-ci (l'opération), malgré le danger qui peut la suivre parce que le péril est encore plus certain si on ne la fait pas. »

La crainte de l'hémorrhagie après la délivrance ne l'arrête pas comme Levret, et il nous apprend qu' « on a déjà proposé de laisser le placenta jusqu'à ce qu'il soit détaché de lui-même et qu'il vienne se présenter à la plaie dans laquelle on aura eu soin de retenir le cordon ».

Ainsi, non seulement Baudelocque préconise la gastrotomie, mais il nous montre encore comment on doit éviter les dangers de l'hémorrhagie, en s'abstenant de toucher au placenta après l'extraction de l'enfant et en abandonnant son expulsion à la nature. Après Baudelocque, Antoine Dubois, Désormeaux, expriment la même opinion. Heim [2], en 1807, propose la gastrotomie et la pratique lui-même.

La question générale de l'intervention par la gastrotomie

1. J.-L. Baudelocque. L'Art des Accouchements, 1796, t. II, p. 459.
2. Heim. Horn's Arch. für mediz. Erfahr., N. F., 1812, Bd I, p. 1.

dans la grossesse extra-utérine est définitivement résolue; mais en même temps nous voyons surgir celle de l'époque de l'intervention qui commence à diviser les accoucheurs ; les uns, et c'est la majorité, veulent opérer au moment où l'enfant est vivant ; les autres redoutent les dangers de l'opération faite à cette époque ; les uns professent que le danger de l'hémorrhagie n'est pas suffisant pour sacrifier la vie de l'enfant et que d'ailleurs ce danger disparaît si l'on a soin d'abandonner l'expulsion du placenta à la nature ; les autres objectent que le placenta peut être lésé pendant l'opération et que, même au moment de son décollement spontané, du sang pourra encore couler en abondance..... Mais nous ne voulons pas insister, car nous avons déjà discuté ce point et nous avons montré, en parlant de la conduite à tenir lorsque l'enfant est vivant, que cette question qui divisait les anciens accoucheurs ne peut pas être considérée aujourd'hui encore comme définitivement résolue.

La laparotomie peut être pratiquée pendant le cours de la grossesse extra-utérine à des époques bien différentes : soit pendant la première moitié de la grossesse ; soit pendant la seconde moitié, l'enfant étant vivant ; soit enfin lorsque le fœtus a succombé.

On a depuis longtemps divisé la gastrotomie en deux groupes bien différents : l'opération est dite primitive quand elle a lieu pendant la vie de l'enfant ; secondaire, lorsqu'elle est pratiquée après sa mort. Toutefois, Litzmann fait remarquer que les auteurs ne sont pas toujours d'accord et que telle opération considérée comme primitive par les uns est rangée dans les secondaires par les autres ; il aime mieux adopter les termes suivants : gastrotomie faite pendant la vie de l'enfant, gastrotomie pratiquée après sa mort. Telles sont aussi les expressions dont nous nous servirons plus volontiers.

APPRÉCIATION

Avant de passer à l'appréciation de cette opération dans les différentes conditions où elle a été pratiquée, nous plaçons ici, réunies en tableaux, un certain nombre d'observations sur lesquelles nous allons donner quelques explications.

Litzmann a réuni, dans son mémoire jusqu'à l'année 1880, 43 cas de gastrotomie ; 10 dans lesquels l'opération a été pratiquée l'enfant étant vivant, et 33 où elle a eu lieu après la mort du fœtus.

Les observations de Litzmann ont été choisies avec un soin tout particulier ; il a éliminé toute une série de cas douteux qui figuraient dans les statistiques des écrivains antérieurs, et il s'est placé ainsi dans les seules conditions où il est possible d'arriver à des conclusions sérieuses.

De notre côté, nous avons recueilli 44 cas dont 7 correspondent à des opérations faites pendant la vie du fœtus, et 37 à des laparotomies pratiquées pendant la période de rétention.

Réunissant nos cas à ceux de Litzmann, nous sommes arrivé à un total de 17 faits pour le premier groupe et de 70 pour le second.

Nous ferons remarquer, en ce qui concerne les laparotomies pratiquées alors que le fœtus est mort, que l'auteur allemand a éliminé tous les faits de rétention avec ouverture du kyste, c'est-à-dire ceux dans lesquels l'état général de la femme avait déjà subi des atteintes graves. Nous avons, de même que lui, choisi nos cas parmi ceux où la rétention s'accompagnait d'accidents trop anciens et nous avons laissé de côté tous ceux où le kyste s'était ulcéré et rompu.

TABLEAU DE 17 CAS DE LAPAROTOMIE

FAITE DANS LA SECONDE MOITIÉ DE LA GROSSESSE (L'ENFANT ÉTANT VIVANT)

	RÉSULTAT.		REMARQUES.
	MÈRE.	ENFANT.	
1. Heim (Rust. Magaz. für die gesammte Heilkund, 1813, Bd III, S. 1), cité par Litzmann	Mort 40 h. après l'opération.	Vivant.	Mort avant l'élimination du placenta.
2. Hauff (Medic. Annal. herausgegeb. von Puchelt, Chelius und Naegele, 1842, Bd VIII, S. 439), cité par Litzmann.	Mort 24 h. après l'opération.	Mort 50 h. après.	Non délivrée.
3. Kœberlé (Gaz. de Strasbourg, 1863, nº 10, p. 160), cité par Litzmann.	Mort immédiatement après l'opération.	Mort le lendemain.	Hémorrhagie considérable par déchirure du placenta.
4. Sale (New. Orléans med. Journ., octob. 1870, p. 727)	Mort 4 jours après l'opération.	Vivant.	Grossesse gémell. intra et extra-utérine. Les 2 enf. vivants. Septicémie.
5. Meadows (Transac. of the obst. Soc. of London, 1873, vol. XIV, p. 309), cité par Litzmann.. . .	Mort 5 heures après l'opération.	Mort le lendemain.	Extraction du placenta suivie d'hémorrhagie
6. Jessop (Transact. of the obst. Soc. of Lond., 1877, V, XVIII, p. 261), cité par Litzmann. . . .	Guérison.	Vivant.	Placenta laissé *in situ*.
7. Gervis (The Brit. med. Journ., 1877, 22 déc., p. 884), cité par Litzmann.	Mort deux jours après l'opération.	Mort 6 h. après.	Le placenta est laissé; mort par hémorrhagie secondaire.

TABLEAU DE 17 CAS DE LAPAROTOMIE

FAITE DANS LA SECONDE MOITIÉ DE LA GROSSESSE (L'ENFANT ÉTANT VIVANT)

(Suite)

	RÉSULTAT.		REMARQUES.
	MÈRE.	ENFANT.	
8. Spiegelberg (Arch. für Gyn., 1878, Bd XIII, p. 73.), cité par Litzmann.	Mort qq. h. après l'opération.	Vivant.	Hémorrhagie par section du placenta. Extraction d'une partie seulement du délivre.
9. Heywood Smith (Obst. Transac., 1879, vol. XX, p. 5).	Mort 32 h. après.	Mort 40 minutes après.	Hémorrhagie par section du placenta.
10. Frænkel (Ernst) (Arch. für Gyn., 1879, Bd XIV, t. II, p. 197), cité par Litzmann.	Mort peu après l'opération.	Mort 24 h. après.	Extraction du placenta suivie d'hémorrhagie.
11. Vedeler (Norsk. Magaz. für Lægewid., 1880, Bd 10, p. 86).. .	Mort 24 h. après l'opération.	Mort 2 jours après.	Hémorrhagie au moment de l'ouverture du kyste.
12. Lawson Tait (Brit. med. Journ., 15 mai 1880, t. X, p. 737). . . .	Mort 4 jours après l'opération.	A vécu 3 mois.	Mort par épuisement.
13. Hofmeier (Zeitschr. für Geb. u. Gyn., 1880, Bd V, H. I, p. 112).	Mort 36 h. après.	«	Hémorrhagie grave pendant l'opération.
14. Wilson (Am. Journ. of obst., oct. 1880, p. 821).	Mort.	Vivant.	Grossesse gémell., intra et extra-utérines. Les deux enfants vivants.

TABLEAU DE 17 CAS DE LAPAROTOMIE

FAITE DANS LA SECONDE MOITIÉ DE LA GROSSESSE (L'ENFANT ÉTANT VIVANT)

(Suite)

	RÉSULTAT.		REMARQUES.
	MÈRE.	ENFANT.	
15. Schrœder (Zeitschr. für Geb. u. Gyn., 1880, Bd V, S. 115), cité par Litzmann..	Mort 36 h. après l'opération.	Vivant.	Hémorrhagie grave pendant l'opération.
16. Litzmann (Arch. für Gyn., 1880, Bd XVI, p. 362).	Mort 16 jours après l'opération.	A vécu 1/4 d'heure.	Septicémie.
17. Martin (Berlin. Klin. Wochenschr., 19 déc. 1881).	Guérison.	Vécut quelques instants.	Hémorrhagie, ligatures multiples sur le placenta.

TABLEAU DE 70 CAS DE LAPAROTOMIE

FAITE PENDANT LA RÉTENTION DU FŒTUS MORT

	DURÉE DE LA RÉTENTION.	TERMINAISON.	REMARQUES.
1. M'Knight (Mem. of the med. soc. of Lond., 1795, vol. IV, p. 342), cité par Litzmann. . .	1 an.	Guérison.	»
2. Plaignaud, Maslieurat et Dubois (Journ. de méd. chir. pharm., 1811, tome XXII, p. 437), cité par Litzmann.	16 jours.	Mort 24 h. après l'opération.	»
3. Zais (Heidelb. Klin. Annal. 1830, Bd XVI, S. 56), cité par Litzmann.	Environ 8 semaines.	Guérison.	Décollement spontané et issue du placenta, 16 jours après: forte hémorrhagie à ce moment.
4. Veiel (Medic. corresp. der Wurtemb. ærtzl. Vereines, 1840, Bd X, nº 5), cité par Litzmann. . . .	2 à 3 semaines.	Mort 16 jours après l'opération.	Délivrance immédiate. Hémorrhagie violente pendant le décollement du placenta.
5. Mathieu (Arch. gén. de méd., 1841, 3e série, tome XII, p. 138), cité par Litzmann.	37 semaines	Guérison.	»
6. Whinnery (Am. Journ. of med. Sc., 1846, p. 35)	De longue durée.	Guérison.	»
7. Rousseau (Union méd., 1855, nº 46), cité par Litzmann. . . .	9 semaines environ.	Guérison.	»
8. Stutter (Med. Times and Gaz., 1860, vol. II, p. 55), cité par Litzmann.	6 semaines environ.	Guérison.	Issue du placenta le 5e jour.

TABLEAU DE 70 CAS DE LAPAROTOMIE

FAITE PENDANT LA RÉTENTION DU FOETUS MORT

(Suite)

	DURÉE DE LA RÉTENTION.	TERMINAISON.	REMARQUES.
9. Adams (Med. chir. Transac., Londres, 1861, V. XLIV, p. 1), cité par Litzmann.	6 mois environ.	Guérison.	»
10. Braxton Hicks (Transac. of the obs. Soc. of London, 1868, vol. IX, p. 91), cité par Litzmann.	6 mois environ.	Guérison.	Élimination du placenta par fragments jusqu'au 6e jour.
11. Lecluyse (Bull. de l'Acad. roy. de méd. de Belg., 1861, t. III, p. 363), cité par Litzmann. . .	4 jours.	Mort 10 jours après l'opération.	Extraction partielle du placenta le 5e jour.
12. Howitz (Canstatt's Jahresb., 1869, Bd II, S. 594), cité par Litzmann.	3 mois environ.	Mort de cholérine, 18 jours après l'opération.	»
13. Groth et Blix (Canstatt's Jahresb., 1871, Bd II, S. 512), cité par Litzmann.	3 ou 4 mois.	Mort 3 semaines et demie après l'opération.	Placenta extrait sans hémorrhagie pendant l'opération.
14. Kœberlé (Keller, Des gross. extra-utér., Th. Paris, 1872, p. 6), cité par Litzmann.	5 mois environ	Guérison.	Élimination spontanée du placenta du 7e au 14e jour.
15. Kœberlé (Keller, Des gross. extra-utér., Th. Paris, 1872, p. 10), cité par Litzmann.	5 mois environ.	Guérison.	Extraction du placenta sans hémorrhagie.

TABLEAU DE 70 CAS DE LAPAROTOMIE

FAITE PENDANT LA RÉTENTION DU FŒTUS MORT

(Suite)

	DURÉE DE LA RÉTENTION.	TERMINAISON.	REMARQUES.
16. Lawson Tait (Med. chir. Transact. London, 1873, vol. XXXVIII, p. 219), cité par Litzmann.	3 mois et demi environ.	Guérison.	Élimination du placenta par fragments jusqu'au 27e jour.
17. Ross Jordan (Transact. of the obst. soc. of London, 1873, vol. XV, p. 130), cité par Litzmann.	2 mois et demi environ.	Guérison.	Élimination du placenta par fragments dure jusqu'au 14e jour.
18. Clarke (Mem. of the med. soc. of London, 1873, vol. III, p. 197), cité par Litzmann.	»	Mort 4 h. après l'opération.	Extraction du placenta. Hémorrhagie grave. Enfant mort un peu avant l'opération.
19. Scott (John) (Transact. of the obst. soc of Lond., 1874, vol. XV, p. 140), cité par Litzmann. . .	11 semaines et demie environ.	Mort 31 h. après l'opération.	On laisse le placenta en place.
20. Fourrier (Bull. gén. de thérap., 1874, et Depaul, Arch. toc. 1875, p. 263), cité par Litzmann.	18 jours.	Mort 2 jours après l'opération.	Mort du fœtus provoquée par injections de morphine dans le kyste. Laparotomie faite par M. Tarnier.
21. Warren Sawyer (E.) (The Boston, med. and surg. Journ., 1874, tome 91, p. 461).	3 ans environ.	Mort 24 h. après l'opération.	Drainage du kyste par le cul-de-sac de Douglas.
22. Boinet (Arch. de Toc., 1874, t. I, p. 125), cité par Litzmann.	9 semaines et demie environ.	Mort quelques heures après l'opération.	Hémorrhagie incoercible à la fin de l'opération.

TABLEAU DE 70 CAS DE LAPAROTOMIE

FAITE PENDANT LA RÉTENTION DU FŒTUS MORT

(Suite)

	DURÉE DE LA RÉTENTION.	TERMINAISON.	REMARQUES.
23. Depaul (Arch. de Toc., 1874, t. I, p. 67), cité par Litzmann.	4 mois.	Mort 13 j. après l'opération.	Enlèvement de lambeaux placentaires le 13e jour. Hémorrhagie mortelle.
24. Duboué (Arch. de Toc., 1874, t. I, p. 557), cité par Litzmann.	2 mois.	Guérison.	Ouverture par les caustiques.
25. Depaul (Arch. de Toc., 1875, t. II, p. 68), cité par Litzmann.	4 mois et demi.	Mort 72 h. après l'opération.	Portions de placenta enlevées pendant l'opération.
26. Messner (Medic. correspondenzblatt des Würtembergischen ærtzlichen Vereines, 1876, Bd 46, nº 37), cité par Litzmann.	10 semaines environ.	Guérison.	Extraction du placenta sans hémorrhagie.
27. Eastley (Am. practition, sept. 1876, résumé dans l'Edinb. med. Journ. 1876, p. 462).. . .	15 mois environ.	Guérison.	On broie l'enfant pour l'extraire. Placenta atrophié, cordon filiforme. Absence totale de liquide.
28. Gaillard Thomas (Tsansac. of the Amer. gynæc. soc., 1876, v. I, p. 185), cité par Litzmann.	Très courte.	Guérison.	Issue du placenta, après cinq semaines.
29. Hall Davis (The Lancet, 1877, vol. II, p. 48), cité par Litzmann.	3 mois environ.	Mort le lendemain de l'opération.	On abandonne une partie du placenta. Septicémie.

TABLEAU DE 70 CAS DE LAPAROTOMIE

FAITE PENDANT LA RÉTENTION DU FŒTUS

(Suite)

	DURÉE DE LA RÉTENTION.	TERMINAISON.	REMARQUES.
30. Gusserow (Arch. für gyn., 1877, t. XII, H. I, p. 75), cité par Litzmann.	5 semaines.	Guérison.	On laisse le placenta qui est expulsé 9 jours après : l'enlèvement d'un lambeau provoque une forte hémorrhagie.
31. Southal (Virga med. month. sept. 1877, et in Puech Ann. de gyn., 1879, p. 32).	17 mois.	Guérison.	»
32. Stickl (Ærtzlich. Intell. Bl. 1877, n° 16).	21 mois environ. (Une grossesse intercurrente).	Guérison.	Ponction. Dilatation de l'ouverture ; finalement incision et extraction d'un fœtus putréfié.
33. Martin (Zeitsch. für Geb. und Gyn. 1878, Bd III, p. 398). . . .	De longue durée (lithopédion).	Guérison.	»
34. Atlee (Amer. Journ. of med. Sciences, oct. 1878, p. 321), cité par Litzmann.	4 mois.	Guérison.	L'élimination du placenta dure jusqu'au 17e jour
35. Netzel (Gynæc. og. obst. Meddel. udg. af Howitz, 1878, Bd I, H. 3., S. I), cité par Litzmann.	8 jours.	Mort 50 h. après l'opération.	Hémorrhagie grave pendant l'opération.
36. Byford (W.-B.) (Chirurg. med. Journ. and Exam., fév. 1878).	2 ans.	Mort 5 jours après l'opération.	Le placenta est laissé.
37. Benicke (Zeitsch. für Geburt. un Gyn. 1879, Bd IV, S. 276), cité par Litzmann.	10 semaines.	Guérison.	Extraction du placenta pendant l'opération.

TABLEAU DE 70 CAS DE LAPAROTOMIE
FAITE PENDANT LA RÉTENTION DU FŒTUS MORT
(Suite)

	DURÉE DE LA RÉTENTION.	TERMINAISON.	REMARQUES.
38. Lawson Tait (The Lancet, 1879, t. II, p. 731)...........	récente.	Guérison.	Diagnostic incertain avant l'opération.
39. Schrœder (Zeitsch. für Geburt. und Gyn., 1880, Bd V, S, 114), cité par Litzmann.....	18 jours environ.	Mort 12 j. après l'opération.	Placenta extrait pendant l'opération.
40. Gaillard Thomas (Amer. Journ. of med. sc., janv. 1879, p. 1). cité par Litzmann........	8 mois environ.	Guérison.	L'élimination du placenta dure du 14e au 24e jour.
41. Litzmann (Arch. für Gyn., 1880, Bd XVI, H. 3, p. 323)......	11 semaines et demie.	Guérison.	Extraction du placenta pendant l'opération.
42. Hofmeier (Zeitsch. für Geb. und Gyn., 1880, Bd V, H. I, p. 112)..............	qq. jours.	Mort 12 j. après l'opération.	Drainage vaginal.
43. Lawson Tait (The Lancet, 18 sept. 1880, p. 457).........	4 mois.	Guérison.	»
44. Landau (Arch. für Gyn., 1881, Bd XVI, H. I, p. 436)......	Fœtus mort depuis peu.	Morte de pleurésie 6 semaines après l'opération.	On a laissé le placenta. La plaie était en voie de cicatrisation au moment de la mort.
45. Goodell (Am. Jour. of obst. 1881, vol. XIV, p. 128)......	Plusieurs mois	Mort.	Incision exploratrice pour assurer le diagnostic; opération faite immédiatement.
46. Carter (Obst. Transact., 1881, vol. XXII, p. 160).........	4 mois environ.	Guérison.	»

TABLEAU DE 70 CAS DE LAPAROTOMIE

FAITE PENDANT LA RÉTENTION DU FŒTUS MORT

(Suite)

	DURÉE DE LA RÉTENTION.	TERMINAISON.	REMARQUES.
47. Zweifel (Berl. Klin. Wochensch., 13 juin 1881).	1 mois environ.	Guérison.	Extraction du fœtus putrifié. Pas de trace de placenta.
48. Gusserow. (Berl. Klin. Wochenschr., 29 août 1881)	récente.	Mort 3 jours après l'opération.	Hémorrhagie grave pendant l'opération. Périt. septique.
49. Thiesen (Berl. Klin. Wochensch., 1882, n° 8).	3 mois.	Guérison.	»
50. Galabin (A.-L.) (Obst. Transact., 1882, vol. XXIII, p. 141)	récente.	Mort le 3e jour.	Il y avait en même temps gross. intra-utérine. Avortement 2 jours après l'opération. Mort d'hémorrhagie par le kyste.
51. Freund (Arch. für Gyn., 1883, Bd XXII, p. 113)	4 à 5 mois.	Guérison.	»
52. Howitz (F.) (Gynæc. og obstetr. Meddel. udg. af Howitz, 1883, t. IV, p. 62)..	2 mois.	Guérison.	On enlève la plus grande partie du placenta sans hémorrhagie
53. Brendel (Centr. für Gyn., 1883, n° 41).	récente.	Guérison.	Hémorrhagie abondante pendant l'extraction du placenta.
54. Knowsley Thornton (Obst. Transact., 1883, vol. XXIV, p. 51 et 81).	mois.	Guérison.	»

TABLEAU DE 70 CAS DE LAPAROTOMIE

FAITE PENDANT LA RÉTENTION DU FŒTUS MORT

(Suite)

	DURÉE DE LA RÉTENTION.	TERMINAISON.	REMARQUES.
55. Lucas Championnière (Bullet. sciences méd., 11 déc. 1883, p. 1423).	6 mois environ.	Guérison.	Le kyste contenait environ 5 litres de pus.
56. Lucas Championnière (Bullet. sciences méd., 11 déc. 1883, p. 1423).	17 mois environ.	Guérison.	»
57. Vulliet (Arch. für Gyn., 1884, Bd XXII, H. 3, p. 427).	3 semaines environ.	Mort quelques jours ap. l'opération.	»
58. W. Dunnett Spanton (Brit. med. Journ., 12 janv. 1884, p. 53). .	14 mois environ.	Guérison.	»
59. Meadows (Obs. Transact., 1884, vol. XXV, p. 232).	8 mois.	Guérison.	»
60. Cattani (Annal. univ. di med., fév. 1884).	récente.	Guérison.	Opération faite par Porro. Le placenta très adhérent s'élimine par petits fragments.
61. Wasseige (Bull. Acad. de méd. Belg., 1885, XIX, n° 8).	1 mois environ.	Mort 6 jours après l'opération.	Mort par hémorrhagie au 6e jour; il existait en même temps un kyste dermoïde intra-abdominal.
62. Negri (Annal. di ostetr., 1885, mars-avril, p. 127).	8 mois.	Guérison.	Le placenta est abandonné et la plaie refermée complètement.

TABLEAU DE 70 CAS DE LAPAROTOMIE

FAITE PENDANT LA RÉTENTION DU FŒTUS MORT

(Suite)

	DURÉE DE LA RÉTENTION.	TERMINAISON.	REMARQUES.
63. Kirkley (Am. Journ. of obst., février 1885, p. 160).......	3 mois environ.	Mort 4 heures après l'opération.	On enlève le placenta ; hémorrhagie foudroyante.
64. Rutledge (Am. Journ. of obst., nov. 1885, p. 1137)........	récente.	Guérison.	Expulsion du placenta 44 jours après.
65. Braithwaite (The Lancet, 2 janv. 1885, p. 7).........	»	Guérison.	Issue du placenta en entier 3 semaines après.
66. Braithwaite (The Lancet, 2 janv. 1885, p. 7)........	1 mois 1/2 environ.	Guérison.	Le placenta est extrait 6 semaines après.
67. Braithwaite (Obstetr. Transact. 1886, vol. XXVIII, 1re partie, janv. et févr., p. 33)......	3 semaines.	Guérison.	Le placenta n'est jamais sorti.
68. Littlewood (The Lancet, 3 avril 1886, p. 636)...........	qq. semaines.	Guérison.	Le placenta est retiré 17 jours après l'opération.
69. Martin (A.), (Centr. für Gyn., 1886, na I, p 9).........	13 ans environ.	Guérison.	On n'a pas trouvé trace de placenta.
70. Marschner (Centr. für Gyn., 26 avril 1886, no 17, p. 266)....	3 mois.	Mort.	Rupture du sac pendant l'opération, péritonite septique.

Voyons maintenant quels sont les résultats fournis par la gastrotomie dans les différents cas où elle a été pratiquée.

Nous ne reviendrons pas sur ce que nous avons dit de ces résultats pendant la première moitié de la grossesse. Les faits de Veit, qui opère avant la rupture du kyste, ceux de Lawson Tait, qui pratique l'opération au moment même de cette rupture, sont trop peu nombreux et trop récents encore pour qu'il soit permis d'énoncer autre chose qu'un espoir.

C'est surtout à l'appréciation de la gastrotomie pratiquée pendant la seconde moitié de la grossesse et pendant la rétention que nous consacrerons toute notre attention.

I. Quels résultats la gastrotomie a-t-elle donnés lorsqu'elle a été pratiquée pendant la vie de l'enfant?

Si nous consultons le tableau des 17 cas publiés plus haut, nous voyons que la mère a succombé 15 fois; et sur ces 15 cas de mort, nous trouvons que 10 fois la mort est survenue par hémorrhagie.

Dans les cas de Spiegelberg, Heywood Smith, Kœberlé, Frænkel, le placenta était inséré sur la paroi antérieure du kyste ; il fut sectionné au moment de l'opération; une hémorrhagie foudroyante s'en suivit, et la mort eut lieu en quelques heures.

Dans les opérations de Hauff et de Meadows, l'hémorrhagie provint de ce qu'on voulut extraire le placenta immédiatement.

Dans les cas de Vedeler, Hofmeier, Schrœder, c'est au cours de l'opération que l'hémorrhagie s'est produite.

Enfin, elle est survenue au bout de quelques jours (hémorrhagie secondaire), dans les cas de Gervis et de Litzmann.

Ainsi, nous le voyons, le principal danger de ces gastrotomies est l'hémorrhagie qui peut se produire : 1° au moment de l'incision, parce que le placenta, adhérant en avant, est intéressé au moment de l'ouverture du kyste; 2° pendant le cours de l'opération, le plus souvent par suite du décollement ou de la déchirure du placenta; 3° au moment de l'extraction du délivre; 4° enfin, pendant les jours qui suivent l'opération, alors que se produit le décollement spontané des fragments placentaires.

La mort a été généralement très rapide : quatre femmes sont mortes en quelques heures, neuf n'ont pas survécu au delà de quatre jours, et, dans le cas de Litzmann, l'opérée a succombé à la septicémie après seize jours.

Les deux seuls cas où la mère survécut sont ceux de Jessop et de Martin.

Si nous établissons un chiffre de mortalité, nous voyons qu'il est vraiment effrayant : deux femmes mortes sur dix-sept, c'est-à-dire à peu près 88,3 p. 100 de mortalité.

Dans tous ces cas, l'opération a été pratiquée dans le but de sauver la mère et l'enfant : nous avons dit le sort de la mère, voyons celui de l'enfant.

Sur les dix-sept enfants, aucun n'a succombé pendant l'opération et tous ont respiré ; mais neuf n'ont vécu que de une à cinquante heures, et le sort des huit autres n'a pas toujours été indiqué. Nous savons cependant que dans le cas de L. Tait, l'enfant s'est élevé jusqu'à trois mois; que dans l'observation de Sale, où il y avait grossesse gémellaire intra et extra-utérine, les deux enfants vivaient encore un an après l'opération, et que, dans le fait de Schrœder, l'enfant survécut.

Quoi qu'il en soit, nous voyons que la laparotomie ne permet pas de sauver tous les enfants comme on aurait pu le supposer. Les conditions anormales dans lesquelles ces enfants se sont développés, l'influence qu'a pu avoir sur eux l'état général de la mère pendant cette grossesse pathologique, sont autant de causes qui nous expliquent leur peu de vitalité.

Toutefois, cette considération ne serait pas suffisante pour nous faire rejeter la laparotomie pendant les derniers mois de la gestation, car nous savons que les enfants faibles et chétifs nés avant terme peuvent aujourd'hui s'élever, grâce à l'heureux emploi des couveuses artificielles et du gavage, dont l'initiative revient tout entière au professeur Tarnier.

II. Si nous passons maintenant à la série des opérations qui ont été faites pendant le cours de la rétention, nous trouvons que sur soixante-dix femmes, quarante-cinq ont survécu ; la mortalité n'est donc plus ici que de 35,7 p. 100.

Nous devons faire remarquer qu'un certain nombre des opérées ont succombé à l'hémorrhagie parce que l'intervention a eu lieu à une époque trop rapprochée de la mort du fœtus, soit qu'on ait voulu extraire immédiatement le placenta, soit que l'hémorrhagie ait eu lieu au moment de son décollement spontané.

Telles sont les observations de Galabin, Gusserow, Netzel, Wasseige et Kirkley.

Dans deux autres cas, les femmes sont mortes : l'une de cholérine (Howitz), l'autre de pleurésie (Landau), alors qu'elles pouvaient être considérées comme guéries.

Il résulte de ce qui précède que la laparotomie pratiquée après la mort du fœtus est, ainsi que nous l'avons déjà indiqué à la page 96, une opération qui ne doit pas être tentée avant que la circulation placentaire n'ait cessé. Mais il en résulte aussi que l'opération a une issue infiniment plus favorable pour la mère que lorsqu'elle est faite pendant la vie du fœtus.

Quant aux gastrotomies pratiquées après que le kyste s'est ouvert ou à l'extérieur, ou dans un organe voisin, nous renvoyons à ce que nous en avons dit à propos du traitement des divers accidents de la rétention.

INDICATIONS ET CONTRE-INDICATIONS

De l'ensemble de tout ce qui précède, il est permis de déduire les indications et les contre-indications suivantes.

La laparotomie peut être indiquée :

1° Pendant la première moitié de la grossesse. Elle a, dans

ce cas, pour but de prévenir les formidables dangers de la rupture du sac.

2° Au moment même où cette rupture a lieu, les faits de Lawson Tait nous prouvent tout le bénéfice que la femme peut retirer de l'opération.

3° Dans la seconde moitié de la grossesse, l'enfant étant vivant. Nous ne donnons cette indication qu'avec beaucoup d'hésitation, vu les résultats indiqués plus haut. Toutefois, nous ne voulons pas admettre ces résultats comme définitifs et nous croyons qu'il n'est pas permis de renoncer à l'espoir de sauver la mère et l'enfant. Nous pensons que le danger résidant surtout dans l'hémorrhagie et provenant du placenta, ce danger pourra diminuer ou même disparaître par la découverte de nouveaux procédés de traitement. Nous verrons au manuel opératoire que déjà des progrès ont été accomplis en ce sens. Martin a proposé une méthode de traitement du placenta, qui, bien que passible de certaines objections, lui a cependant permis d'obtenir la guérison de son opérée, la dernière de la série néfaste que nous avons publiée plus haut.

Ajoutons que si on pouvait constater avant l'opération la présence du placenta au fond du vagin, on aurait beaucoup plus de chance de succès.

Il serait intéressant, d'ailleurs, de pouvoir s'assurer de la situation du placenta dans tous les cas; nous en avons déjà parlé (*V.* p. 92). Peut-être pourrait-on employer la ponction dans un but de diagnostic, comme l'indique Frænkel.

Cette ponction serait pratiquée par la paroi abdominale, et, suivant qu'il s'écoulerait du sang ou du liquide amniotique, on concluerait à la présence ou à l'absence du placenta sur la paroi antérieure. On pourrait alors opérer avec plus de chances d'éviter le délivre.

4° Quand l'enfant est mort. Ici, nous croyons qu'il est contre-indiqué de faire l'opération immédiatement après la mort du fœtus et qu'on devra, autant que possible, la reculer de quelques mois, tant que l'état général de la femme le permettra. Deux cas, d'ailleurs, peuvent se présenter : ou bien la gastrotomie sera faite de bonne heure, alors que les accidents qui ont apparu sont peu graves; ou bien elle sera faite après qu'on aura constaté depuis plus ou moins longtemps des accidents consécutifs à l'élimination du kyste ; et si l'opération a moins de chances de réussir alors que ces complications existent déjà depuis quelque temps, l'indication formelle n'en existe pas moins de faire la laparotomie pour essayer de sauver la mère.

Enfin, nous croyons la gastrotomie contre-indiquée dans les cas où le fœtus est fortement engagé dans l'excavation, où il est très accessible par le vagin, et où le placenta n'est pas interposé entre lui et la paroi vaginale. Nous verrons cette dernière considération s'appliquer aussi bien au fœtus vivant qu'au fœtus mort puisque des enfants ont pu être extraits vivants par l'élytrotomie; nous pensons cependant qu'en règle générale il faut toujours préférer la laparotomie quand l'enfant vit.

MANUEL OPÉRATOIRE

Nous allons décrire maintenant le manuel opératoire de la gastrotomie dans ses différents temps, en signalant, à propos de chacun d'eux, les diverses manières de procéder qui ont été proposées. Nous n'insisterons pas sur les préparatifs qui sont les mêmes pour toutes les grandes opérations abdominales, sur le choix des instruments, le placement des aides, la chloroformisation, etc., etc..... et nous entrerons immédiatement en matière.

Incision de la paroi abdominale et ouverture du kyste. — L'incision sera habituellement faite sur la ligne médiane; cependant, on peut la faire porter sur le point proéminent de la tumeur; chez la femme qu'il opéra avec le Dr Fourrier,

M. Tarnier fit une incision parallèle à l'arcade crurale; Zweifel, dans un cas, incisa parallèlement à la ligne blanche.

La longueur de l'incision sera variable suivant les cas : si l'enfant est vivant et à terme, elle devra mesurer 16 à 17 centimètres de long. Comme l'ont établi MM. Budin et Ribemont[1], ses lèvres limiteront alors en s'écartant, une ouverture capable de laisser passer la circonférence sous-occipito-frontale (33 centimètres) au moment du dégagement de la tête. Dans les cas où le fœtus ne sera pas à terme ou aura succombé depuis un certain temps, une incision de 10 à 12 centimètres sera suffisante.

La paroi abdominale incisée, deux alternatives peuvent se présenter : ou bien il y a des adhérences du kyste à cette paroi, ou bien, au contraire, le kyste n'offre aucune connexion avec elle. Dans le premier cas, on pénétrera franchement dans la cavité kystique; l'opération sera une laparotomie dans le sens exact du mot, puisqu'on n'aura pas à ouvrir la cavité péritonéale. Dans le second, on devra inciser séparément la paroi abdominale et la paroi kystique.

C'est dans le but de pénétrer directement dans le kyste sans ouvrir le péritoine que certains opérateurs ont proposé de se servir des caustiques. Cette méthode a été employée par Rousseau[2], Boinet[3], Depaul[4], Duboué[5] (de Pau). Après une incision qui n'intéresse que la peau, on détermine la production d'une eschare avec la potasse caustique ou la pâte de Canquoin. Ces applications sont répétées tous les deux ou trois jours jusqu'à ce que la chute des eschares permette de pénétrer directement dans le sac.

Les avantages que présente, en apparence, la méthode des caustiques ne l'ont cependant pas fait adopter d'une façon

1. Budin et Ribemont. Recherches sur les dimensions de la tête du fœtus. Arch. de Toc., août 1879, p. 449.

2. Rousseau. Union méd. du Nord-Est, sept. 1877.

3. Boinet. Arch. de Toc., 1874, p. 125.

4. Depaul. Arch. de Toc., 1874-75.

5. Duboué. Arch. de Toc., 1874, p. 575.

générale ; on peut lui reprocher d'être douloureuse et lente. Dans un cas de Playfair[1], le kyste n'était pas encore ouvert au bout d'un mois d'applications de potasse caustique, et la femme succombait d'épuisement.

Lorsqu'il n'existe pas d'adhérences, on devra, pour éviter l'issue dans le péritoine des liquides sanieux contenus dans la poche, faire appliquer les mains des aides de chaque côté de l'abdomen sur le kyste, de façon à le faire saillir au dehors ; ou bien, on pourra suturer, avant de les ouvrir, les parois du kyste à celles de l'abdomen, ainsi que cela a été pratiqué par Landau et Martin.

Deux procédés différents permettent de pénétrer dans l'intérieur du kyste : on fera une ponction dans l'ouverture de laquelle on introduira un bistouri boutonné et on fendra largement le kyste ; ou l'on y pénétrera directement avec le bistouri, sans ponction préalable.

Le placenta peut être inséré sur la paroi antérieure du kyste et cela arrive, comme nous l'avons vu, dans le cinquième des cas. Il est alors lésé presque fatalement et sa blessure détermine une hémorrhagie extrêmement grave dans les cas où l'enfant est vivant ou lorsqu'il n'est mort que depuis peu ; si, au contraire, l'enfant a succombé depuis plusieurs mois, cette section n'aura d'ordinaire aucun inconvénient sérieux.

Lorsqu'une hémorrhagie survient par suite de l'incision du placenta, on essayera de le détacher aussi rapidement que possible, ou, au moins, d'en enlever une partie, comme l'a fait Frænkel. Heywood Smith[2] et Spiegelberg[3] ont jeté une ligature en masse sur le placenta et ont pu arrêter ainsi l'hémorrhagie ; on pourra essayer encore de comprimer les vaisseaux des parties saignantes au moyen de nombreuses sutures périphériques ; on tamponnera le kyste avec de la ouate antiseptique

1. Playfair. Obst. Trans., 1866, vol. VII, p. 1.
2. Heywood Smith. Brit. med. Journ., 2 fév. 1878.
3. Spiegelberg, Arch. für Gyn., 1878., Bd XIII, H. I, p. 73

après l'avoir irrigué soit avec de l'eau glacée, soit avec de l'eau très chaude.

Extraction du fœtus. — Une fois le kyste ouvert, on pénétrera avec la main dans son intérieur et on procédera à l'extraction du fœtus. S'il est vivant, on l'extraira comme dans l'opération césarienne, c'est-à-dire qu'on va chercher les pieds et qu'on opérera son dégagement suivant les règles classiques.

Si le fœtus est mort et putréfié, son extraction ne sera souvent possible que par lambeaux ; on retirera alors successivement ses différents fragments : parties molles, portions du squelette, etc. Il existe souvent des adhérences intimes entre le fœtus et la face interne du kyste il est important de ne pas faire d'efforts pour extraire les parties adhérentes car on pourrait amener ainsi une rupture du kyste. Aussi devra-t-on procéder de la manière suivante, comme l'a fait le professeur Tarnier dans une des deux observations que nous avons rapportées plus haut, page 113. On laissera cette partie adhérente au fond du kyste en la séparant par une section du reste du fœtus, puis on nouera sur elle un fil solide dont les deux chefs seront ramenés au dehors. De cette façon, il sera toujours facile d'en faire l'extraction lorsqu'elle aura été détachée par la suppuration.

Conduite à tenir à l'égard du placenta. — Une fois le fœtus extrait, une importante question surgit : celle de la délivrance. Nous n'avons pas à revenir sur les considérations dans lesquelles nous sommes déjà entré à ce sujet, et nous exposerons simplement ici la conduite à tenir. Deux cas différents pourront se présenter : ou le fœtus sera vivant, et alors on devra bien se garder de toucher au placenta ; ou bien il y aura rétention et dans ce cas on pourrait, surtout si la rétention est ancienne, décoller le délivre et l'extraire sans qu'il survienne d'hémorrhagie ; toutefois, nous pensons qu'il sera toujours plus prudent d'abandonner cette élimination à la nature.

Martin[1], préoccupé des dangers qui peuvent résulter de la présence du placenta lorsqu'on opère sur un fœtus vivant, ou mort depuis peu, frappé de l'incertitude qui règne sur l'époque où les vaisseaux placentaires sont oblitérés et de la possibilité d'hémorrhagies au moment du décollement du placenta, a indiqué une nouvelle manière de procéder à l'extraction du délivre. Il a proposé de perforer la base du placenta en plusieurs endroits, avec de longues aiguilles, et de lier isolément chacun des segments ainsi circonscrits afin de pouvoir les enlever sans hémorrhagie. Frænkel, tout en reconnaissant les grands avantages que présente cette méthode lorsque le placenta est inséré sur la paroi antérieure du kyste, fait remarquer que, souvent, dans la grossesse extra-utérine, le placenta s'insère sur des viscères qui seraient inévitablement lésés gravement si l'on employait ce procédé.

Dans quelques cas, on n'aura pas à s'inquiéter du placenta, car il est atrophié et parfois même, c'est à peine si on en retrouve des traces.

On a pensé que le placenta pouvait rester à l'intérieur du kyste et s'y résorber. Rousseau, dans son observation, déclare que la malade sortit guérie, conservant son placenta, sans autre accident qu'une fistule qui persista d'une façon intermittente pendant trois ans.

Il faut n'admettre qu'avec une extrême réserve les faits d'absorption placentaire, attendu que bien souvent il arrive, pendant les jours qui suivent l'opération, que le délivre s'élimine sous forme de très petits lambeaux qui peuvent passer inaperçus au milieu de la suppuration du kyste.

Cependant, il existe des faits indubitables de rétention indéfinie du placenta. Negri[2] a rapporté une très intéressante observation dont voici les principaux détails. Il s'agissait d'une

1. Martin. Berlin. Klin. Wochenschr., 19 déc. 1881.
2. Negri. Ann. di Ostetr., mars 1885.

femme chez laquelle il fit la laparotomie huit mois après la cessation des mouvements du fœtus : l'extraction de ce fœtus n'offrit aucune difficulté, malgré quelques adhérences au sac; le cordon suivit, mais non le placenta qu'il fut impossible de trouver. Après avoir nettoyé avec soin la cavité du kyste, Negri referma complètement l'abdomen; la guérison fut rapide et lorsque la malade quitta l'hôpital on ne trouvait plus par le toucher et le palper combinés qu'une masse de la grosseur d'une pomme, mobile et indolore, qui fut considérée comme le placenta. Negri conclut de cette observation que lorsqu'on éprouvera quelque difficulté à enlever le placenta, on pourra le laisser dans la cavité du sac sans inconvénient.

Tout récemment, Braithwaite [1] vient de signaler un cas analogue à la Société obstétricale de Londres; le fœtus était mort depuis trois semaines et libre dans la cavité abdominale; le placenta largement inséré sur le fond de l'utérus et sur les parties voisines. On laissa à la partie inférieure de la plaie une ouverture pour le passage du cordon et on y plaça un drain; or, le placenta *ne sortit jamais* et, plus tard, lorsque la plaie fut cicatrisée, on ne retrouva plus qu'une petite induration située à la partie postérieure de l'utérus.

Ce fait très curieux fut l'objet d'une discussion au cours de laquelle Braxton Hicks émit l'opinion que, dans certains cas, on pourrait peut-être laisser *volontairement* le délivre dans la cavité kystique, ignorant que la chose avait été faite par Negri.

Ainsi, il semble bien prouvé que le placenta peut rester indéfiniment dans le kyste sans déterminer d'accidents, qu'il s'y atrophie peu à peu et finit par se résorber. Il faut avouer que si de nouvelles observations venaient confirmer ces faits, le pronostic de l'opération serait singulièrement modifié, l'enkystement du placenta supprimant tous les dangers qui résident dans sa putréfaction et son élimination. L'avenir seul permettra de se prononcer à cet égard.

1. Braithwaite. Obst. Trans., vol. XXVIII, p. 33, part. I, for Jan. a. Feb. 1886.

Traitement du sac. — Lorsque l'extraction du fœtus sera terminée, on suturera les parois du sac aux parois de l'abdomen si cela n'a pas été fait au commencement de l'opération et s'il n'existe pas d'adhérences ; puis on lavera largement l'intérieur de la poche avec une solution antiseptique. On pourra établir le drainage par le cul-de-sac de Douglas et le vagin, comme cela est conseillé par Hofmeier[1] et Martin[2].

Telle est la pratique habituelle suivie ; mais ici encore, de même que pour la conduite à tenir vis-à-vis du placenta, Martin a proposé une méthode spéciale de traitement : il pense, en effet, que le sac, aussi bien que le placenta, peut devenir une source d'infection pour la femme. Aussi conseille-t-il de reséquer la plus grande portion possible des parois du kyste, puis de suturer entre elles les parties restantes, de façon à isoler l'intérieur du sac de la cavité péritonéale. Il établit ensuite le drainage, par le vagin, du kyste ainsi diminué de volume, afin d'assurer l'écoulement facile de la suppuration dont il pourra être le siège.

Frænkel élève quelques objections à l'égard de cette manière de faire ; elle ne lui semble possible que lorsque le kyste a des parois épaisses et peu adhérentes aux parties voisines. Sur deux femmes opérées par Martin, suivant sa méthode, il n'a réussi qu'une fois : l'enfant était vivant et la paroi kystique épaisse.

Le dernier temps de l'opération consistera à suturer la paroi abdominale ; on laissera une ouverture pour le passage du cordon et plus tard du placenta. Un drain sera placé dans cet orifice, de façon à permettre des lavages dans le sac ; on appliquera sur l'abdomen un large pansement de Lister.

Pendant les jours suivants, la méthode antiseptique devra être appliquée dans toute sa rigueur. On procédera plusieurs fois par jour à des lavages du kyste à l'aide de solutions désin-

1. Hofmeier. Zeitsch für Geb. u. Gyn. Bd V, H. I, p. 112, 1880.
2. Martin, Berl. Klin. Woch., 19 déc. 1881, p. 217.

fectantes. On surveillera surtout avec soin l'élimination du placenta; elle peut avoir lieu dès les premiers jours, mais elle survient plutôt entre le 10e et le 12e jour. Parfois elle se fait attendre beaucoup plus longtemps; c'est ainsi qu'elle peut durer trois semaines et même davantage : elle ne se montra qu'après 5 semaines dans un cas de G. Thomas, 6 semaines dans une observation de Braithwaite, 44 jours enfin dans le fait de Rutledge. La manière dont elle se fait est très variable; tantôt le placenta est expulsé presque en totalité; tantôt il sort sous forme de lambeaux plus ou moins volumineux; parfois enfin, ce sont de simples débris que l'eau des injections entraîne avec elle.

Lorsque le placenta est décollé et que son issue tarde à se faire, on essaiera de l'amener au dehors, de façon à soustraire la femme aux accidents septiques qui peuvent résulter du séjour prolongé du délivre putréfié dans le kyste.

Après la sortie du placenta, il subsiste parfois une ouverture fistuleuse qui peut mettre un temps assez long à se combler.

ABLATION TOTALE DU KYSTE

La plupart des auteurs pensent que le sac fœtal peut rester sans inconvénient dans la cavité abdominale, il disparaît peu à peu, en partie par suppuration, en partie par résorption; cette disparition peut même être parfois très rapide.

Cependant, Litzmann[1] a vu dans un cas, deux mois après la guérison d'une femme chez laquelle il avait fait la laparotomie pour extraire un fœtus extra-utérin, une hernie du sac se produire, augmenter, au point de devenir très volumineuse et de nécessiter une nouvelle intervention. Ce fut son assistant Werth qui ouvrit la cavité abdominale et enleva complètement le sac. Cette observation intéressante montre

1. Litzmann. Arch. für Gyn., 1882, B^d XIX, H. I, p. 96.

bien les inconvénients de l'éventration que laisse souvent après elle la laparotomie.

Du reste, Litzmann a proposé d'enlever complètement le sac avec son contenu (fœtus et placenta), c'est-à-dire de faire, après la mort du fœtus, l'opération que Veit pratique au début de la grossesse dans le but de prévenir la rupture du kyste.

Les conditions nécessaires pour que cette opération soit possible sont les suivantes : il faut que le kyste soit libre dans la cavité péritonéale, présente peu d'adhérence et attienne seulement par un pédicule au ligament large; ces conditions sont surtout réalisées dans les cas de grossesse tubaire et dans certains cas de grossesse ovarique. Le manuel opératoire est très simple puisqu'il consiste à lier le kyste au niveau de son pédicule et à l'enlever en entier, après avoir décollé les adhérences s'il en existe.

Litzmann pense que cette opération pourrait même se faire du vivant de l'enfant.

Il l'a pratiquée avec succès sur une femme dont le fœtus était mort depuis neuf mois : l'extirpation du sac fut, dans ce cas, très facile.

Dœnitz a pratiqué cette même opération dans un cas de grossesse extra-utérine après quatre mois de rétention; il fit l'extraction d'un kyste tubaire et enleva, en même temps, l'ovaire attenant et une partie du ligament large.

Welponer et Zillner ont rapporté un cas dans lequel Billroth parvint à enlever, malgré de nombreuses adhérences, un kyste fœtal tout entier après deux ans et demi de rétention. La guérison fut rapide.

Cette même opération fut renouvelée deux fois avec succès par Kusnezky, puis par Sutugin et récemment par Mouratoff.

Il existe donc, actuellement, à notre connaissance, sept cas dans lesquels on a pratiqué l'opération de Litzmann pour des grossesses extra-utérines de sept, huit et neuf mois, tous se sont terminés par la guérison. On les trouvera réunis dans le tableau suivant [1].

L'heureuse issue de ces sept cas, dont nous donnons ici le résumé, est trop remarquable pour ne pas attirer l'attention malgré leur petit nombre. Dans les cas spéciaux où elle est indiquée, l'opération de Litzmann paraît appelée à donner les meilleurs résultats.

1. Ces cas se rapprochent singulièrement de ceux dans lesquels on a enlevé par la laparotomie la corne rudimentaire gravide d'un utérus double et qui sont jusqu'à présent au nombre de cinq. Ce sont les cas de Kœberlé (1866), de Salin (1880), de Werth et Litzmann (1881), de Sænger (1882) et de Wiener (1885). L'issue ne fut fatale que dans un cas : celui de Werth et Litzmann. Dans une seule de ces observations, celle de Sænger, le diagnostic de la malformation utérine fut bien établi ; mais dans tous les autres ce diagnostic resta douteux, ou la tumeur fut attribuée à une grossesse extra-utérine probable. C'est à ce titre que ces faits nous ont semblé intéressants à rappeler ici. (Voy. Sænger, Centr. für Gyn., 1883, n° 20, p. 324 ; et Wiener, Arch. für Gyn., Bd XXVI, H. 2, p. 234).

TABLEAU DE 7 ABLATIONS COMPLÈTES DU KYSTE

DANS DES CAS DE RÉTENTION DU FŒTUS MORT

	DURÉE DE LA RÉTENTION.	TERMINAISON.	REMARQUES.
1. Litzmann (Arch. für Gyn., 1881, Bd XVIII, H. 1, S. 1).......	9 mois.	Guérison.	La poche fœtale adhérait au ligament large : pédicule laissé dans l'abdomen.
2. Welponer et Zillner (Arch. für Gyn., 1882, Bd XIX, H. 2, S. 241), opération faite par Billroth...............	2 ans 1/2.	Guérison.	Nombreuses adhérences : abandon du pédicule.
3. Dœnitz (Berl. Klin. Wochenschr., 18 juin 1883, n° 25).......	4 mois.	Guérison.	Extraction, avec le kyste, du ligament large, d'une portion de la trompe et de l'ovaire.
4. Kusnezky (Tageblatt der Gesellsch. de Ærzte in Kazan, 1880, n° 3)...............	7 ans environ.	Guérison.	Pédicule extra-abdominal.
5. Kusnezky (Tageblatt der Gesellsch. de Ærzte in Kazan, 1880, n° 3)...............	2 ans environ.	Guérison.	Pédicule extra-abdominal.
6. Sutugin (Centr. für Gyn., 1884, n° 34, p. 529)..........	7 mois 1/2.	Guérison.	Pédicule rentré dans l'abdomen.
7. Mouratoff (Centr. für Gyn., 1886, n° 7, p. 97)............	26 mois environ.	Guérison.	Pédicule rentré dans l'abdomen.

CHAPITRE IV

ÉLYTROTOMIE

HISTORIQUE

L'élytrotomie, ou vaginotomie, fut préconisée par Baudelocque[1]. A propos du traitement des grossesses extra-utérines, il s'exprime ainsi : « Si la nature, par ses efforts, tantôt en quelque sorte comme prématurés, tantôt plus ou moins tardifs, indique constamment le moment où il faut opérer, elle montre aussi, en beaucoup de cas, le lieu où il convient de le faire : c'est sans contredit sur l'endroit où le fœtus se découvre le plus aisément au toucher, celui où il y a le moins de parties à couper pour lui donner issue, pourvu qu'il n'y ait pas plus de danger à faire l'incision en cet endroit que partout ailleurs. » Et il regrette de n'avoir pas pratiqué la vaginotomie dans un cas de grossesse extra-utérine qu'il rapporte et où le kyste fœtal plongeait dans l'excavation.

Maygrier, Gardien, Burns, Velpeau, se déclarent partisans de l'élytrotomie. Jacquemier est non moins explicite que Bau-

1. Baudelocque. L'art des Accouchements, t. II, p. 483.

delocque. « Le lieu d'élection, pour pratiquer l'émission du kyste fœtal, est déterminé par le point où la tumeur est le plus rapprochée de l'extérieur. Si le vagin se trouve dans ce cas, on doit préférer cette voie à toute autre, à moins de contre-indications particulières : la matière, les humeurs y trouvent un écoulement plus facile [1]. » Cazeaux, en rappelant la vaginotomie pratiquée par P. Dubois, et que nous rapportons plus loin, montre que cette opération n'était pas acceptée sans conteste à cette époque; car, dit-il, le professeur P. Dubois se décida, *malgré une assez vive opposition de plusieurs consultants*, à inciser largement la paroi vaginale.

Quant à lui, il conseille de pratiquer sans hésitation l'incision vaginale quand le kyste fœtal peut être facilement attaqué par le vagin (Cazeaux, *loc. cit.*, p. 614).

Le même conseil est donné dans l'ouvrage de Nægelé et Grenser.

Si, dès le siècle dernier, on avait conseillé de pratiquer cette opération, elle ne fut exécutée seulement, de propos délibéré, que dans le siècle actuel.

En lisant les observations que nous rapportons, on verra que la vaginotomie a été pratiquée soit dans la première moitié de la grossesse, soit dans la seconde moitié, alors que l'enfant était vivant, soit dans les cas de rétention du fœtus mort.

Vu le nombre relativement restreint de ces opérations, nous croyons devoir les reproduire aussi succinctement que possible afin qu'on puisse juger la question en connaissance de cause. Nous avons laissé volontairement de côté un certain nombre d'observations où le diagnostic de grossesse extra-utérine ne nous paraissait pas suffisamment établi, et nous reconnaissons que quelques-unes de celles que nous rapportons peuvent encore prêter à la discussion.

1. Jacquemier. Manuel des Accouchements, t. I, p. 393.

OBSERVATIONS D'ÉLYTROTOMIE PRATIQUÉE PENDANT LA PREMIÈRE MOITIÉ DE LA GROSSESSE

Obs. I. — (*résumée*). Grossesse tubaire. Élytrotomie. Guérison (G. Thomas, *Amer. Journ. of Obstetrics*, 1875).

Une femme, au troisième mois de sa grossesse, présente dans la région hypogastrique gauche une tumeur adhérente à la paroi latérale de l'utérus, de même volume que cet organe, et présentant d'une manière très nette le phénomène du ballottement. G. Thomas diagnostiqua une grossesse extra-utérine tubaire et se décida à pratiquer l'élytrotomie. L'utérus attiré à droite, la paroi vaginale gauche en avant, il fit avec le galvano-cautère une incision de 6 centimètres environ, allant du col de l'utérus sur la tubérosité ischiatique gauche et ponctionna le kyste, donnant ainsi issue aux eaux de l'amnios. Le fœtus placé transversalement fut extrait par l'incision agrandie; en tirant sur le cordon qui avait été déchiré pendant les manœuvres, on arracha une moitié du placenta, ce qui fut suivi d'une hémorrhagie abondante. Celle-ci ne fut arrêtée que par des injections de perchlorure de fer et le tamponnement. La moitié restante du placenta ne fut expulsée qu'au bout de quinze jours. Malgré des accidents septicémiques intercurrents, la malade guérit.

Obs. II. — Grossesse extra-utérine. Élytrotomie. Mort en trois jours, par le Dr O'Hara (*Amer. Journ. of Obstetrics*, 1878, p. 825).

F...., âgée de vingt-neuf ans, cinquième grossesse; dernière menstruation, 29 septembre 1877. Grossesse pénible dès les premiers mois; examen fait en janvier; tumeur rétro-utérine, douloureuse au toucher, ressemblant à un utérus gravide en rétroflexion. On soupçonna une grossesse extra-utérine et on résolut d'attendre. Le 20 janvier, expulsion d'une caduque; la sonde pénètre dans l'utérus à quatre pouces et demi; 21 janvier, la rupture du kyste semblant imminente, on résolut de délivrer la femme, et, après discussion, de recourir à l'incision du kyste par le vagin.

Section de la paroi vaginale par le thermo-cautère de Paquelin, puis ponction et incision du kyste. Hémorrhagie profuse; l'incision avait été faite à travers le placenta; on fut obligé de le détacher et de l'extraire, ce qui fut fait sans difficulté, et l'hémorrhagie s'arrêta. On introduisit la main dans le péritoine, le fœtus fut extrait; mort au bout de trois jours, par péritonite.

Obs. III. — Grossesse abdominale. Élytrotomie à quatre mois. Guérison, par Harrison (*Amer. Journ. of Obstetrics*, 1878, p. 810).

Femme de vingt-huit ans, trois grossesses antérieures; dernière menstruation en janvier; elle était alors en retard de deux mois quand elle eut une perte assez abondante. Un médecin appelé constata une tumeur rétro-utérine. Le diagnostic hésitant entre une grossesse extra-utérine et une hématocèle, on fit une ponction le 3 mars; issue d'un liquide sanguinolent, fétide. Incision de la tumeur par le vagin ; on trouva une cavité pleine d'un liquide dans lequel flottait un fœtus de quatre mois. Il fut extrait et le placenta laissé *in situ*. Injections phéniquées continues.

Le lendemain de l'opération, le thermomètre marquait 101° Farenheit et tous les symptômes étaient favorables.

Selon Harrison, le fœtus était mort depuis peu et la décomposition putride ne faisait que commencer quand l'opération fut faite.

Obs. IV. — Grossesse abdominale. Élytrotomie à trois ou quatre mois. Guérison, par Goelet (*New York med. Record*, 1878, n° 16, p. 305).

Femme de vingt-six ans; trois grossesses antérieures, la dernière remontant à quatorze ans; se portant bien depuis cette époque. Vers le mois de janvier 1878, elle fut atteinte de métrorrhagie et se plaignit de poids dans le ventre; en février, elle ressentit des douleurs intestinales intolérables après un effort qu'elle fit pour lever un seau d'eau.

On diagnostiqua une hématocèle, mais un écoulement fétide ne tarda pas à se déclarer; une tumeur volumineuse remplissait le cul-de-sac recto-vaginal, l'utérus était repoussé en haut et en avant. Le ventre restait très douloureux. Le 3 février, l'état général de la malade étant très mauvais, une incision du vagin, au fond d'un spéculum de Sims fut pratiquée et donna lieu à l'issue d'un liquide fétide. Le fœtus fut extrait facilement avec un doigt introduit dans l'incision; il ne semblait pas avoir plus de trois mois. On laissa le délivre en place et on pratiqua des injections phéniquées. Aprés des alternatives nombreuses dans l'état de sa santé, la malade guérit complètement.

OBSERVATIONS D'ÉLYTROTOMIE PRATIQUÉE PENDANT LA SECONDE MOITIÉ DE LA GROSSESSE, LE FŒTUS ÉTANT VIVANT

Nous ne mentionnons que sous toutes réserves l'observation de John King, dont on trouve dans tous les auteurs une simple mention, et que nous n'avons pu lire dans l'original. Voici les quelques lignes que lui consacre Parry :

L'opération du Dr John King est une des plus remarquables qui aient été rapportées. Cet Américain pratiquait à Edisto, dans la Caroline du Sud. Il incisa le vagin à terme et réussit à sauver la mère et l'enfant.

(Med. Repository, New-York, 1813, p. 338, and ad analysis of the subject of extra-uterine fœtation, etc. London, 1818. Indication donnée par Parry, *loc. cit.*, p. 258.)

Obs. I. — Fœtus développé dans le pavillon de la trompe gauche. Opération particulière (élytrotomie), par le Dr Caignou. Fœtus de 6 mois 1/2 extrait vivant (*Lancette française*, 1829, p. 155).

Femme de trente-deux ans, enceinte pour la troisième fois. Dès le premier mois, douleurs aiguës dans la région hypogastrique, marche difficile; au troisième mois, vomissements, douleurs plus intenses, défaillances fréquentes, constipation opiniâtre.

Le mardi 14 juillet 1829, à une heure du matin, la malade, croyant accoucher, fait appeler une sage-femme. Le col n'est nullement dilaté ; il est refoulé en avant et à droite, une tumeur est tout près de la vulve. L'état général est grave.

Le Dr Caignou est appelé le même jour; il trouve, à travers les parois d'une tumeur, la tête d'un fœtus serrée de toutes parts dans l'excavation du bassin. Les docteurs Arnaud et Tacheron se prononcent contre l'intervention; Désormeaux, Cottereau, Devergie, Gillet de Grandmont, Rousseau, Gerdy et Velpeau, conseillent l'opération.

Le 17 juillet, incision de trois pouces sur le vagin de haut en bas et de gauche à droite. Ouverture de la tumeur dans la même étendue. Extraction manuelle d'un enfant vivant qui survécut quelques heures.

Le placenta est laissé en place. La malade mourut le lendemain. Autopsie : péritonite, kyste fœtal adhérent à la matrice.

Obs. II. — Grossesse extra-utérine développée dans la trompe gauche. Fœtus de 7 mois environ. Élytrotomie pratiquée par Baudelocque neveu. Mort de l'enfant quelques instants après l'extraction. Mort de la mère une heure après l'opération (Thèse de Grandval, 1832).

Femme enceinte de sept mois, soignée par le Dr Reis. Le Dr Baudelocque neveu est appelé en consultation et se décide à pratiquer l'élytrotomie en raison de l'état grave de la mère. Incision du vagin. Extraction d'un enfant qui ne fit qu'une seule inspiration. Arrachement du placenta. Mort de la mère une heure après, par suite d'hémorrhagie.

Obs. III. — Grossesse extra-utérine. Extraction de l'enfant vivant et du placenta par le vagin. Guérison, par Mathieson (fait communiqué à la Société obstétricale de Londres par Mac Callum, *Obs. transac.*, 1885, vol. XXVI, p. 132).

Femme de trente ans; cinq enfants, tous vivants.

4 mars 1881. — Elle vient consulter pour une tumeur abdominale siégeant du côté gauche à propos de laquelle, après un examen très minutieux, on fait le diagnostic de grossesse extra-utérine.

12 avril. — La malade est très souffrante : pouls rapide, dyspuée, vomissements, syncopes fréquentes, ventre ballonné et douloureux. Des injections de morphine et d'atropine amènent peu à peu un amendement général.

23 avril. — Nouvel accès. — Le 2 mai, troisième accès ; on se décide alors à intervenir à brève échéance.

28 juin. — Quatrième accès; il n'y a plus de temps à perdre, on opère. La malade refuse le chloroforme. Un assistant fixe la tumeur dans la cavité pelvienne.

« Je conduis sur mon doigt un bistouri jusqu'au point le plus « saillant du cul-de-sac vaginal et fais avec précaution une incision « très courte, moitié avec le bistouri, moitié avec l'ongle. J'y « introduis immédiatement la pulpe du doigt.

« Avec un bistouri boutonné j'agrandis l'incision suivant l'axe du « vagin, j'introduis trois doigts et bientôt un flot de liquide amnio- « tique s'écoule.

« Le fœtus présentait la face; avec de grandes difficultés, j'appli-
« quai le forceps (forceps de Simpson); une traction modérée suffit
« à extraire l'enfant qui était en état de mort apparente mais qui
« revint facilement à la vie.

« Pas d'hémorrhagie. J'attendis quelque temps, la main introduite
« dans la cavité sur le placenta, l'autre main comprimant l'abdo-
« men, puis je détachai le placenta remplaçant chaque portion
« décollée par une éponge imbibée d'une solution de perchlorure de
« fer : l'éponge avançait à mesure que le placenta se détachait.
« Hémorrhagie insignifiante. »

Dans la suite, lavage de la cavité avec eau phéniquée. Il survint des accidents de péritonite qui s'amendèrent en trois mois; la plaie fut cicatrisée. Pendant deux ans, persistance de douleurs abdominales, mais finalement guérison complète.

OBSERVATIONS D'ÉLYTROTOMIE PRATIQUÉE DANS LE COURS DE LA RÉTENTION DU FOETUS MORT

Obs. I. — Grossesse extra-utérine. Extraction du fœtus mort par une ouverture pratiquée à la partie postérieure du vagin entre l'utérus et le rectum. Mort, par Norman (*Médico-chirurgical transaction of London*, 1827, vol. XIII, p. 348).

Mme O..., âgée de quarante et un ans. Mariée depuis douze ans. Une fausse couche antérieure au troisième mois. Elle se croit enceinte de cinq mois et souffre beaucoup d'attaques d'asystolie assez fréquentes.

Le 13 octobre, au neuvième mois de sa grossesse environ, survient un nouvel accès d'asystolie : on se décide à provoquer le travail, mais le doigt introduit dans le vagin ne peut trouver l'orifice du col. Cependant on sent nettement la tête de l'enfant à travers une paroi semblable au segment intérieur de l'utérus.

L'intervention étant absolument nécessaire, on fit sur la paroi qui se présentait devant la tête une incision de deux pouces environ. On ne put pas encore trouver le col, mais le liquide amniotique s'écoula abondamment. Amélioration dans l'état général.

Le 14 octobre, les accidents se reproduisent. On se prépara à pratiquer la craniotomie. L'ouverture faite au bistouri fut agrandie, le crâne fut ouvert et le fœtus fut ensuite facilement extrait. Le cordon fut rompu malheureusement pendant l'opération.

On ne put pas trouver le placenta ni le bout supérieur du cordon. On résolut d'attendre et pour la première fois on pensa à une grossesse extra-utérine.

Le 15 octobre, la malade ressentit tout d'abord un véritable bien-être. Le soir cependant survinrent les signes de la péritonite et elle mourut le 16 octobre.

A l'autopsie on trouva une péritonite généralisée et le placenta inséré sur le ligament large. L'incision faite portait sur le vagin et le péritoine et s'étendait de deux pouces environ.

Obs. II. — Grossesse extra-utérine. Extraction du fœtus par une ouverture pratiquée dans la tumeur. Guérison (*Gaz. des Hôpitaux*, mardi 2 fév. 1840, page 58), fait rapporté par P. Dubois.

Une sage-femme m'amena une jeune personne qui, disait-elle, était enceinte depuis quinze mois. En pratiquant le toucher vaginal, je trouvai une tumeur formée par la tête du fœtus engagée dans le détroit supérieur, occupant le cul-de-sac rétro-utérin, refoulant la paroi postérieure du vagin et le col en avant. Je pratiquai une incision au lieu le plus proéminent de la tumeur. J'avais pensé appliquer le forceps sur la tête, mais je m'aperçus bientôt que j'aurais de grandes difficultés et j'attendis ; puis j'agrandis l'ouverture et je finis par extraire la plus grande partie des os de la tête.

M. Menière continua l'opération ; tout le squelette fut extrait hormis deux os que la femme expulsa par le vagin, spontanément, trois mois plus tard.

Obs. III. — Grossesse gémellaire intra et extra-utérine ; fœtus extra-utérin retiré par le vagin. Guérison, par Gordon (*Western Journ. med. and surg.*, octob. 1848), cité par Browne (*Ann. de Gyn.*, janv. 1883, t. XIX, p. 54).

Le 20 juillet 1847, une négresse, enceinte de six mois, fut prise des douleurs du travail; un fœtus extra-utérin fut senti dans le cul-de-sac postérieur, où il obstruait l'excavation. On le retira par le vagin et, deux jours après, les douleurs du travail reparaissaient et aboutissaient, au bout de deux heures, à l'expulsion d'un enfant intra-utérin. La femme se rétablit complètement.

Dans ce cas, on abandonna le placenta et on fit le drainage vaginal.

Obs. IV. — Grossesse extra-utérine. Extraction d'un fœtus de six mois mort, par E. Rupin (*Gaz. des Hôpit.*, 1860, n° 16, p. 63).

Une femme F..., âgée de trente ans, vit ses règles s'arrêter en octobre 1858; le 13 mai 1859, après des accidents de péritonite constatés en mars de la même année, elle ressent des douleurs très vives semblables à celles de l'accouchement. La tumeur était d'un volume tel que la miction était tout à fait impossible; on s'aperçut qu'elle comblait complètement le petit bassin et on y découvrit au toucher une partie dure qu'on reconnut être la tête du fœtus. Le 14, l'opération étant décidée, une incision de huit centimètres fut pratiquée sur le vagin, à la partie inférieure de la tumeur. Il s'écoula du liquide amniotique sanguinolent et la tête se présenta sous le doigt. L'extraction du fœtus fut assez facile, mais une hémorrhagie empêcha de retirer le placenta qu'on sentait au fond du kyste. Le 17, après plusieurs hémorrhagies successives, la malade épuisée mourut.

Autopsie : la tumeur se présente sous l'aspect d'un kyste mou de 20 cent. de diamètre. On trouve le placenta adhérent au fond de ce kyste. En le détachant, on reconnaît au milieu de la masse placentaire les débris d'un second fœtus de quatre mois environ.

Obs. V. — Grossesse extra-utérine. Extraction du fœtus et du placenta. Guérison, fait communiqué par Simpson à la Société obstétricale d'Édimbourg (22e session, 6e séance) (*Edinb. med. Journ.*, 1863, t. II, p. 270).

Femme de 45 ans, dernier accouchement remontant à 12 ans, violentes douleurs dans le ventre. Entre l'utérus et le rectum, sortant du bassin, tumeur sensible, molle en certains points, dure en d'autres et présentant plutôt les caractères d'une hématocèle que ceux d'un abcès pelvien. Augmentation brusque de volume et symptômes inquiétants. Incision de la tumeur par le vagin, issue de gros caillots anciens et récents et d'un pied de fœtus. Extraction du fœtus entier avec le placenta.

Après des accidents graves, la malade guérit.

Obs. VI. — Grossesse extra-utérine. Extraction du fœtus et du placenta, mort, par Lawson Tait (*Med. Times and Gaz.*, 1873, t. II, p. 129).

Femme de 32 ans, dernier enfant il y a 5 ans, on fait le diagnostic grossesse extra-utérine. État général grave; dans le cul-de-sac postérieur, tumeur immobile et molle; utérus vide.

Le 17 juillet, le lendemain de l'examen, eut lieu l'opération : chloroforme. Ponction aspiratrice dans la tumeur, quelques onces de liquide amniotique sur l'aiguille ; on conduit un bistouri et par l'incision on extrait facilement un fœtus d'environ 8 mois, mort depuis quelque temps déjà. Le placenta est extrait par la même voie. En même temps, la main constate une rupture sur la paroi postérieure du kyste et l'issue de quelques anses d'intestin par cette ouverture.

Mort de la femme quelques heures après; autopsie.

Lawson Tait fait, à propos de cette observation, trois remarques :

1° Il ne faut pas attendre pour intervenir que l'enfant soit à terme ;

2° L'ouverture par le vagin doit céder le pas, dans tous les cas, à la laparotomie, plus scientifique et moins dangereuse ;

3° Le placenta ne doit pas être extrait, mais laissé en place.

Obs. VII. — Grossesse extra-utérine. Incision du cul-de-sac postérieur du vagin. Guérison, par Hancocke Wathen (*Med. Times and Gazette*, 1877, t. II, p. 641).

Femme de 25 ans, enceinte de 6 mois environ; se disait en travail depuis 19 jours quand l'auteur est appelé auprès d'elle. *Diagnostic :* grossesse extra-utérine, fœtus situé à gauche de l'utérus, tête faisant saillie dans le vagin (opium, lavements).

Un mois plus tard, l'état général est tel que l'intervention est nécessaire.

Opération : incision de la paroi vaginale avec un bistouri convexe, agrandissement de l'incision en avant et en arrière avec le bistouri conduit sur l'index dans la plaie. On déchire une membrane qui recouvre encore la tête, un pus noirâtre s'écoule aussitôt. La main introduite dans le kyste sent la tête libre, on applique le forceps et on facilite l'extraction du fœtus en introduisant un crochet mousse dans l'aisselle. On abandonne le placenta qui fut expulsé spontanément le lendemain. Fœtus macéré pendant 3 semaines; injections phéniquées. Un mois après, retour des règles.

Hancocke croit être le premier à avoir extrait par le vagin un fœtus développé hors de la cavité utérine.

Il préfère laisser le placenta en place, contrairement à l'avis général, car si une hémorrhagie survenait, il n'y aurait pas de contraction utérine pour l'arrêter.

Obs. VIII (*résumée dans le mémoire du Dr L.-H. Petit : Ann. de Gyn., février* 1883, *p.* 104). — Grossesse extra-utérine. Enkystement du fœtus. Tolérance du kyste pendant deux ans. Nouvelle grossesse utérine. Avortement provoqué. Inflammation du kyste. Extraction du fœtus par la paroi postérieure du vagin. Fistule iléo-kysto-vaginale Mort par épuisement 23 jours après l'opération (Müller, *Charité Annalen*, 2e année, 1875. Berlin, 1877, p. 395).

Femme de 33 ans. Deux attaques de fièvre intermittente dans les antécédents. Mariée depuis 13 ans. Trois accouchements normaux à terme; enfants vivants.

En 1872, quatrième grossesse arrivée à terme sans accouchement; on diagnostique une grossesse extra-utérine et on provoque la mort du fœtus par une injection à travers la paroi abdominale. Après quelques accidents, la mère se rétablit peu à peu, et peut vaquer aux soins de son ménage.

Dans l'été de 1875, grossesse intra-utérine; crainte d'accidents à cause de l'état du petit bassin ; on provoque l'avortement au quatrième mois. Alors, douleurs vives dans le rectum, et écoulement par cette voie de matières très fétides pendant quatre mois, tantôt plus, tantôt moins abondant; jamais il n'est sorti de parties solides.

Dans les derniers temps, écoulement profus, douleurs dans le ventre, perte de forces. Tumeur dure dans le cul-de-sac postérieur du vagin, dont la paroi supérieure est déprimée en bas et en avant. D'après les phénomènes d'irritation, survenus du côté du bas ventre et de l'intestin, on songe à donner issue, par une opération, au fœtus devenu corps étranger intoléré. Etat cachectique de la malade, crépitation emphysémateuse dans le vagin. Pas de fièvre. Diarrhée.

Le 26 mai. Chloroformisation. — Schrœder abaisse le cul-de-sac postérieur du vagin avec une pince de Museux et fait avec un bistouri une incision au niveau de la tumeur; hémorrhagie modérée, arrêtée avec le fer rouge. Issue d'une grande quantité de pus fétide. On enlève les parties fœtales avec une pince à polypes, en faisant de temps en temps des injections dans la poche avec une solution phéniquée.

Les deux premiers jours, la malade va bien, sauf des douleurs cuisantes dans le vagin.

Le troisième jour, à la visite, on apprend qu'il s'écoule par le vagin une grande quantité de liquide jaune brunâtre, ayant les caractères des matières fécales; il y avait donc communication de la poche avec une partie de l'intestin. On devait admettre que la fistule siégeait sur l'intestin grêle à cause de la composition des matières, et parce que les aliments pris par la bouche sortaient sans être peu ou pas altérés. Néanmoins, le canal intestinal était complètement perméable, car jusqu'au dernier moment, il sortit par le rectum des matières solides ayant un tout autre aspect et une autre odeur que celles qui sortaient par le vagin.

Bien qu'il n'y eût pas de fièvre, sauf une élévation de la température pendant quelques heures à 40°, les forces diminuèrent peu à peu par suite de l'écoulement qui empêchait la nutrition.

Lavage continuel de la poche avec une sonde de Nélaton en communication avec le tube d'un irrigateur; topiques divers sur les cuisses et le périnée pour remédier à l'irritation produite par le contact des matières liquides sorties du vagin.

Diminution graduelle des forces; muguet buccal. Mort d'épuisement vingt-trois jours après l'opération.

Autopsie : adhérences de l'épiploon et de plusieurs anses intestinales dans la cavité de Douglas, remplie de tissu pseudo-membraneux. Utérus en antéflexion.

Près de l'orifice externe du col se trouve, dans le cul-de-sac postérieur du vagin, une ouverture assez grande pour laisser passer deux doigts et qui conduit dans la cavité de Douglas. Cette cavité est fermée en haut par une anse de l'iléon, des lobes graisseux et par des fausses membranes; cette paroi supérieure est très facile à déchirer et, en quelques points, aussi mince que du papier. Sur la paroi postérieure de l'utérus et sur la paroi antérieure du rectum, qui font partie de la poche, est un tissu induré, de sorte qu'il y a dans la cavité de Douglas une poche à paroi indépendante formée de tissu cellulaire compacte, et qui communique par en bas avec le vagin. Cette poche contient une substance jaune brunâtre et un peu de matières fécales.

L'anse intestinale qui limite la poche en haut présente sur sa paroi une perforation de la grandeur d'une pièce de 1 franc.

La cavité de l'intestin et celle de la poche se continuent insensiblement l'une avec l'autre sans séparation marquée, de sorte qu'on ne peut pas dire à l'œil nu où commence l'une et où finit l'autre.

La trompe droite est flexueuse et communique avec le sac par son extrémité abdominale; elle est comme perdue dans la paroi et changée en tissu fibreux. Dilatation des uretères, comprimés par les fausses membranes, surtout à droite, et des bassinets.

Obs. IX. — Grossesse extra-utérine. Élytrotomie. Perforation du crâne. Mort de la mère, par embolie, le huitième jour, par Kaltenbach (*Archiv. für Gynækologie*, 1881, B[d] XVIII, p. 473).

Femme de trente-six ans ; dernière grossesse date de sept ans; dernières règles *en janvier* 1881. On reconnaît une grossesse extra-utérine. La rupture du kyste est imminente.

On décide d'intervenir par l'élytrotomie.

30 juillet. Opération. Incision sur la ligne médiane de la paroi vaginale postérieure. Les lèvres de la plaie, saisies avec une pince à coulisse, sont entourées de sutures de soie ; avec un bistouri boutonné on élargit la plaie jusqu'à 5 et 6 centimètres.

Après la perforation du kyste, on saisit un pied et on amène lentement le fœtus hors de la vulve. Le crâne avait été perforé préalablement.

Hémorrhagie après sortie de la tête. Eau chlorée, glacée, puis chaude; le placenta est laissé en place. Lavages antiseptiques fréquents.

3e jour, accidents de septicémie.

4e jour, extraction du placenta.

5e, 6e, 7e, 8e jours, amélioration de l'état général, puis collapsus soudain pendant une injection.

8e jour, mort avec symptôme d'embolie de l'artère pulmonaire.

Autopsie : embolie de l'artère pulmonaire.

Rupture récente du kyste, épanchement sanguinolent dans le ventre.

Kaltenbach fait suivre son opération des réflexions suivantes :

Cette observation prouve qu'un fœtus d'un volume médiocre peut être extrait par le vagin sans déchirer les lèvres de l'incision et sans blesser les gros vaisseaux.

Il est probable qu'on pourrait extraire le fœtus complètement développé, mais après l'avoir diminué de volume. Mais pourrait-on extraire un fœtus vivant ?

Il s'agissait ici d'un kyste extra-péritonéal intra-ligamentaire, car en ouvrant le vagin on ne rencontra pas le péritoine. La laparotomie eût ouvert la cavité abdominale et eût conduit sur le placenta. Donc l'élytrotomie est préférable dans ces cas. Il faut préférer l'irrigation permanente ou la réplétion du kyste avec un liquide antiseptique aux lavages intermittents. Il faut tenter l'extraction du placenta plus tôt qu'on ne le fait.

Le Dr Pinard ayant eu l'obligeance de nous communiquer in-extenso l'observation d'élytrotomie qu'il a lue à l'Académie de Médecine, nous la publions avec tous ses détails, à cause du grand intérêt qu'elle présente au point de vue du diagnostic et du manuel opératoire.

Obs. X. — Grossesse extra-utérine, variété abdominale. Elytrotomie pratiquée deux mois après la mort du fœtus s'étant développé jusqu'à terme. Guérison, par le Dr Pinard.

(Observation lue à l'Académie de Médecine, le 19 février 1884, communiquée in extenso par le Dr Pinard.)

Madame B..., âgée de trente et un ans, ne présentant dans ses antécédents héréditaires physiologiques ou pathologiques rien de particulier à noter, a déjà eu deux grossesses suivies d'accouchement spontané et à terme. A la suite du dernier accouchement, elle a eu une affection utérine pour laquelle elle fut soignée quelques mois en Angleterre.

Puis la santé redevint bonne et la menstruation régulière.

Le 21 août 1882, madame B... eut ses règles pour la dernière fois. Elle habitait alors Rueil.

Le 7 septembre, apparition, pour la première fois, de douleurs dans la région hypogastrique. Ces douleurs se reproduisant les jours suivants, le Dr Launay est appelé et voici les renseignements que je dois à l'obligeance de notre confrère :

« Madame B... éprouve des douleurs violentes dans tout le petit bassin. Il y a un besoin constant d'aller à la garde-robe et la défécation est difficile et douloureuse. Le ventre n'est pas ballonné. Le palper ne donne aucun renseignement.

Le 13 octobre, les douleurs deviennent intolérables, on pratique des injections de morphine. État satisfaisant jusqu'au 24. A ce moment, crise atroce. Exacerbation des symptômes. Même traitement suivi d'une période relativement calme. Dans le courant du mois de novembre, le toucher fait constater la présence d'une tumeur rétro-utérine.

Nouvelles crises pendant le mois de décembre.

Le mois de janvier fut relativement bon. Quelques douleurs pendant les mois de février et de mars.

A ce moment, madame B... quitte Rueil pour aller habiter Colombes. »

Au mois de mai, le Dr Tachard, de Colombes, fut appelé près d'elle pour la première fois.

Voici le résumé de l'observation que le Dr Tachard a bien voulu me transmettre :

« Appelé au commencement du mois de mai près de madame B... je fus frappé de la forme irrégulière du ventre ; assez aplati au niveau du flanc gauche, il présentait, au contraire, une tuméfaction considérable à droite. Le palper me fit reconnaître nettement la présence de la tête en haut et à droite. L'examen était douloureux, je n'insistai pas. Le toucher, très douloureux également, ne fut pratiqué qu'imparfaitement et ne me permit d'atteindre ni le col ni aucune partie fœtale. L'auscultation ne donne que des résultats négatifs. Pendant la durée de mon examen, je ne pus sentir aucun mouvement actif du fœtus, bien que madame B... affirmât sentir les mouvements de son enfant, aussi bien, sinon mieux, que dans ses grossesses antérieures. Depuis le mois d'octobre, madame B... était obligée de rester couchée soit dans son lit, soit sur une chaise longue, tout mouvement lui était pénible.

Le 20 mai, je fus de nouveau appelé près de madame B... que je trouvai en proie à des douleurs absolument semblables à celles du début d'un accouchement normal. Les douleurs revenaient environ toutes les dix minutes. La forme du ventre n'avait pas changé. En pratiquant le toucher, je trouvai le col tout à fait en avant et en haut en rapport avec le bord supérieur de la symphyse. Il avait la forme et la consistance d'un col utérin non gravide.

Je soupçonnai alors l'existence d'une grossesse extra-utérine.

Les douleurs persistèrent toute la nuit. Le lendemain, tout rentra dans l'ordre. La cessation des douleurs et le soupçon d'une grossesse extra-utérine n'ayant fait que traverser mon esprit, je crus que madame B... n'était pas encore à terme. Trois jours après, les seins deviennent durs et une sécrétion laiteuse spontanée s'établit pendant quelques jours.

A partir de ce moment, l'état général devint meilleur. Madame B... se leva et put, sans souffrance, faire quelques promenades dans son jardin.

Le 20 juin, apparition de quelques tranchées utérines avec perte de sang peu abondante. Je l'examinai alors avec grand soin et de mon examen il résulta que madame B... avait une grossesse extra-utérine.

C'est alors que je voulus prendre l'avis du Dr Pinard. »

Je vis madame B... à Colombes pour la première fois le 4 juillet. Cette dame, à mon arrivée, se promenait dans son jardin.

Voici quel fut le résultat de mon examen :

État général assez bon. —Cependant, me dit-elle, j'ai considérablement maigri. Les fonctions sont régulières. Le ventre est volumineux on voit se dessiner à travers la paroi abdominale assez mince une grosse tumeur qui remplit la fosse iliaque gauche et l'hypogastre, arrive sur la ligne médiane au niveau de l'ombilic et s'élève jusqu'à l'hypochondre. L'on voit également au niveau de l'hypogastre et de la fosse iliaque droite une petite tumeur paraissant avoir 8 à 10 centimètres de hauteur et semblant repoussée en avant par la grosse tumeur qui remplit la cavité abdominale ou implantée sur sa paroi antérieure.

La percussion fait percevoir une matité absolue dans toutes les régions occupées par les tumeurs.

La palpation fait éprouver deux sensations importantes :

1° Dans l'hypochondre droit, une crépitation osseuse bien nette, absolument semblable à celle produite par le chevauchement des os d'une tête de fœtus mort depuis un certain temps ;

2° Au niveau de la petite tumeur, une sensation de durcissement.

La consistance devient ligneuse à un moment donné. Manifestement, elle est le siège d'une contraction énergique.

Pendant toute la durée de l'examen, la grosse tumeur ne présenta aucune variation dans sa consistance.

L'auscultation ne donna absolument rien.

Le toucher me fit percevoir la présence d'une tumeur résistante remplissant toute l'excavation. En déprimant les parois de cette tumeur, l'on sent des parties résistantes et irrégulières. Le cul-de-sac postérieur du vagin n'existe plus. Le cul-de-sac antérieur, au contraire, est très profond, tellement profond que le doigt porté aussi haut que possible ne peut en atteindre le fond.

Portant le doigt entre la face postérieure de la symphyse et la tumeur, on arrive à droite très difficilement sur le col. En abaissant avec la main la petite tumeur qui tout à l'heure s'était contractée, on abaisse un peu le col mais pas assez pour le contourner et explorer l'état des orifices. Faisant mettre madame B. sur les genoux et sur les coudes, et pratiquant le toucher, nous n'obtenons pas d'autre renseignement.

En présence de ces constatations, m'appuyant sur les renseignements fournis par madame B... et le Dr Tachard et bien que je n'eusse pu pratiquer le cathétérisme utérin, je diagnostiquai une grossesse extra-utérine, variété abdominale, avec un fœtus s'étant développé jusqu'à terme et étant mort au moment où le faux travail s'était déclaré, c'est-à-dire depuis cinq à six semaines environ.

Après avoir prévenu l'entourage et en l'absence de toute menace d'accident, nous fûmes d'avis, le Dr Tachard et moi, de nous en tenir à l'expectation. Quelques jours plus tard, la situation changea. Des douleurs abdominales forcèrent madame B... à reprendre le lit. L'appétit disparut. L'amaigrissement fit des progrès rapides. La défécation et la miction devinrent difficiles, pénibles. Je priai alors mon excellent maître M. Tarnier de vouloir bien s'adjoindre à nous et venir voir madame B .., ce qu'il fit le 15 juillet. Après avoir pratiqué le palper, l'auscultation, le toucher vaginal et rectal, M. Tarnier confirma de tous points le diagnostic en nous engageant cependant à faire tout notre possibe pour pratiquer le cathétérisme utérin. Quant au traitement, il fut convenu que si les accidents persistaient et s'aggravaient encore, il faudrait procéder à une opération.

Je dois signaler ici un fait important que je n'ai vu mentionner dans aucune des nombreuses observations de grossesse extra-utérine que j'ai pu lire. Entre ma première visite et ma seconde, c'est-à-dire du 4 ou 15 juillet, le kyste fœtal avait considérablement augmenté de volume. Les parois étaient plus tendues. Il y avait manifestement une accumulation progressive de liquide.

Le 18 juillet, je tentai de pratiquer le cathétérisme utérin. En raison de l'attitude du col et de la difficulté que j'éprouvai à passer un doigt entre le kyste fœtal et la face postérieure de la symphyse, je ne pus y réussir. Le cathétérisme vésical, quoique difficile, put être pratiqué et démontra que la vessie avait subi le même déplacement que l'utérus et était inclinée à droite. Depuis deux jours, l'urine s'écoulait continuellement et goutte à goutte. L'état général était de plus en plus mauvais. La face était grippée. Il y avait des sueurs profuses. Le pouls était à 120°. La tension du kyste devenait de plus en plus considérable. Nous crûmes trouver dans tous ces symptômes et dans la crainte d'une rupture intra-abdominale du kyste fœtal l'indication d'une intervention. L'opération fut résolue.

M. Tarnier voulut m'en laisser les bénéfices tout en me produiguant ses conseils et en me faisant l'honneur de m'assister.

Le 21 juillet, à quatre heures, en présence et avec l'aide de MM. Tarnier, Tachard, Guérin, Champetier de Ribes, Boissard, madame B..... ayant été chloroformée, je pratiquai, d'après les conseils de M. Tarnier, l'élytrotomie. Une première incision vaginale étant faite en un point où je n'avais pas perçu de pulsation, il s'écoula une assez grande quantité de liquide séro-sanguinolent n'ayant aucune odeur. J'introduisis alors le doigt dans cette ouverture et j'appréciai, avant d'arriver dans le kyste, l'épaisseur peu considérable de la paroi vaginale et l'épaisseur bien plus marquée de la paroi kystique, puis j'arrivai sur les pieds du fœtus. J'agrandis alors l'orifice que je venais d'ouvrir, en pratiquant de petites incisions dirigées dans tous les sens à l'aide d'un bistouri courbe et boutonné. Puis j'opérai la dilatation à l'aide des doigts introduits en cône. Ce fut le temps le plus long de l'opération, mais j'ajoute que cette lenteur fut voulue.

Bientôt ma main entière put pénétrer. Je saisis un pied et l'avançai à la vulve et à l'aide de tractions lentes et soutenues, j'engageai le siège et le tronc, je dégageai successivement les deux bras, puis enfin la tête. Je n'eus pas plus de difficulté que dans un accouchement par le siège chez un primipare.

L'enfant macéré était volumineux. Malheureusement, il ne fut pas pesé. Il s'était certainement développé jusqu'à terme.

Le cordon étant coupé, je réintroduisis ma main dans le kyste et trouvai le placenta adhérent sur la face postéro-supérieure du kyste; je priai M. Tarnier de faire la même constatation. Il trouva, comme moi, le placenta trop adhérent pour essayer de l'enlever. Le kyste fut complètement irrigué avec une solution de sublimé à 2 p. 1,000. Le cordon fut coupé au niveau de la vulve. Des tampons de ouate phéniquée furent appliqués sur la vulve, un bandage compressif fut posé sur le ventre et des injections furent faites dans le kyste toutes les deux heures, nuit et jour, avec de la solution au sublimé. Il n'y eut pas trace d'hémorrhagie.

Je n'entrerai pas dans tous les détails de l'observation qui suivit l'opération. Je me bornerai à dire que le placenta se détacha le 8 août; il fut expulsé en deux parties, l'une le 8 et l'autre le 9 août. Une étude histologique en a été faite par mon collègue M. Bar et sera publiée. La température oscilla entre 37° 5 et 38° 5 et atteignit un seul jour 39°, la veille du décollement placentaire.

Un mois après l'opération, Mme B.... se levait, la guérison était complète. Aujourd'hui, il ne reste plus aucune trace du kyste fœtal dans l'abdomen. L'utérus a repris sa place et ses fonctions; une cicatrice vaginale d'aspect rougeâtre, siégeant au fond du cul-de-sac postérieur, est le seul vestige de cette grossesse.

Obs. XI. — Grossesse extra-utérine abdominale. Mort du fœtus à six mois. Grossesse normale trois ans et deux mois après. Mort de l'enfant au 8e mois, application de forceps. Les restes du fœtus extra-utérin sont enlevés en ouvrant la paroi postérieure du vagin. Guérison, par Bozenan (*New York, med. Journ.*, 20 décembre 1884, p. 689).

Femme de 38 ans ayant eu six accouchements normaux antérieurs. Le 24 janvier 1882, dernières règles (début de grossesse extra-utérine). Le 14 mars 1883, elle ressent des douleurs abdominales très violentes, puis survient une hémorrhagie abondante. Elle se rétablit peu à peu. En septembre, on constate que le volume du ventre est celui d'une grossesse de cinq à six mois et on porte le diagnostic de grossesse abdominale.

A partir d'octobre, la menstruation réapparaît et revient régulièrement; le volume du ventre reste stationnaire; la santé est parfaite.

En mars et avril 1884, les règles ne se montrent pas et on remarque une nouvelle augmentation du ventre qu'on attribue d'abord à la grossesse abdominale de 1881, puis à une grossesse utérine.

L'accouchement eut lieu vers sept mois et demi et on dut extraire avec le forceps un enfant mort depuis quelques jours.

Immédiatement après, on reconnut dans le cul-de-sac postérieur les débris d'un fœtus enkysté; on fit une incision longitudinale de la paroi du vagin, juste au-dessous du col de l'utérus; on pénétra dans le kyste et on enleva avec des pinces divers fragments du fœtus. Au bout de trois semaines, l'état de la malade était excellent.

Obs. XII. — Grossesse extra-utérine. Élytrotomie à six mois, par Edis. (*The Brit. Gyn. Journ.*, juin 1885, vol. I, n° 2, p. 117).

Femme de quarante et un ans, ayant déjà eu trois enfants; avait avorté en 1885. Le 12 octobre 1885, ses règles cessèrent; deux mois plus tard, on pouvait constater chez elle des pertes, des douleurs dans la fosse iliaque gauche, de la dysurie et de la constipation. A l'examen, on reconnut une tumeur abdominale du côté droit, on sentait même la tête du fœtus par le vagin, à droite du col.

L'élytrotomie fut décidée et la section faite à l'aide du thermocautère Paquelin. Un fœtus, mort depuis 2 ou 3 jours, fut extrait; dans la crainte d'une hémorrhagie, le placenta fut laissé en place.

Le résultat de cette opération nous est resté inconnu, l'auteur en ayant fait la communication à la Société de Gynécologie de Londres le jour même où il l'avait pratiquée.

Obs. XIII. — Grossesse extra-utérine. Élytrotomie. Guérison, par Chauvenet et P. Negri (*Ann. diobstr.*, 1885, n°s 1 et 2).

Angèle G..., trente-trois ans, pas de grossesse antérieure; dernières règles 20 septembre 1883.

Le 28 juin 1884, le travail semble commencer et reste stationnaire pendant 3 jours.

Le Dr Chauvenet est appelé, mais c'est seulement au mois d'août 1884, après plusieurs examens minutieux faits avec le Dr Paolo Negri, que le diagnostic grossesse extra-utérine est porté.

Le 28 août, deux mois après la mort du fœtus, on intervient par élytrotomie. Chloroforme; incision au bistouri de 5 à 6 centimètres sur la partie la plus reculée du cul-de-sac vaginal, agrandissement de cette ouverture par déchirure, extraction facile du fœtus à l'aide de crochets et de pinces.

Placenta laissé en place, drainage, injections phéniquées, pas d'hémorrhagie. Fœtus macéré de 3 kilogr.

4e jour. État général excellent, le cordon se détache sans amener le placenta. — 10e jour. Écoulement fétide, apparition de matières rappelant le tissu du placenta. — Puis, disparition brusque de l'odeur putride et de toute élimination; diminution rapide du kyste, dans lequel a dû certainement rester incluse une portion de placenta.

40e jour. Guérison.

Récapitulant les résultats fournis par l'élytrotomie pratiquée dans ces différentes conditions, nous trouvons :

Élytrotomie pratiquée pendant la première moitié de la grossesse :

Cas de Gaillard Thomas, — guérison.
— O'Hara, — mort.
— Harrison, — guérison.
— Goelet, — guérison.

Trois guérisons et une mort, soit 25 p. 100 de mortalité.

Élytrotomie pratiquée pendant la seconde moitié de la grossesse, le fœtus étant vivant :

Cas de John King, (?) — guérison.
— Caignou, — mort.
— Baudelocque neveu, — mort.
— Mathieson, — guérison.

Deux guérisons et deux morts, soit 50 p. 100 de mortalité.

Élytrotomie pratiquée dans les cas de rétention du fœtus mort :

Cas de Norman, — mort.
— P. Dubois, — guérison.
— Gordon, — guérison.
— Rupin, — mort.

Cas de Simpson, — guérison.
— Lawson Tait, — mort.
— Hancocke Wathen, — guérison.
— Müller, — mort.
— Kaltenbach, — mort.
— Pinard, — guérison.
— Bozeman, — guérison.
— Edis, — (?)
— Chauvenet et Negri, — guérison.

Sept guérisons et cinq morts, soit 38,5 p. 100 de mortalité.

APPRÉCIATION

L'élytrotomie a-t-elle donné les résultats que Baudelocque entrevoyait? C'est ce que nous allons examiner.

D'abord cette opération est-elle facilement praticable? La lecture des observations nous permet de répondre par l'affirmative. Dans tous les cas il fut permis d'arriver facilement sur le sac et de l'ouvrir. L'hémorrhagie résultant de l'incision de la paroi vaginale et de la paroi kystique fut insignifiante aussi bien dans les cas où l'élytrotomie fut pratiquée alors que l'enfant était vivant, que dans tous les cas de rétention du fœtus mort.

L'extraction du fœtus fut généralement facile; les craintes formulées par Kaltenbach à cet égard nous semblent exagérées. Seules les adhérences du fœtus aux parois du kyste pourraient, comme dans le cas du professeur P. Dubois, rendre l'extraction difficile ou impossible. Dans les mêmes circonstances, on devrait suivre la même conduite que Dubois, n'extraire que les parties fœtales libres d'adhérences et attendre l'élimination spontanée des parties adhérentes.

Quant au placenta, les observations démontrent qu'on ne doit pas chercher à l'extraire immédiatement. En agissant autrement on est exposé à des hémorrhagies immédiates ou à des ruptures du kyste déterminant des péritonites. Le curage du kyste ne doit pas être tenté.

Le kyste ouvert, le fœtus extrait, on doit se contenter de recourir aux pansements antiseptiques et attendre l'élimination spontanée du placenta et la rétraction du kyste. Quant à l'extirpation complète du kyste si elle peut être discutée dans la gastrotomie, il n'en est plus de même ici, et nous ne faisons que la signaler pour la condamner ; d'ailleurs, les observations de Pinard et de Negri et Chauvenet démontrent que le kyste peut se résorber et disparaître complètement avec une rapidité véritablement extraordinaire.

En résumé, nous pensons que l'élytrotomie, pratiquée dans des conditions que nous formulons aux *Indications* et suivant la méthode que nous décrivons au manuel opératoire, peut donner les meilleurs résultats, surtout dans les cas de rétention du fœtus mort.

Les cas où l'élytrotomie fut pratiquée alors que l'enfant était vivant ne sont pas encore assez nombreux pour être concluants.

L'élytrotomie nous paraît présenter, dans les cas où le kyste fœtal plonge dans l'excavation, les avantages suivants sur la laparotomie :

1° Certitude à peu près absolue de ne pas léser le péritoine ;

2° Élimination beaucoup plus facile des parties solides et liquides contenues dans le sac ;

3° Cicatrice n'exposant la femme à aucun accident consécutif, tandis que l'ouverture de la paroi abdominale pratiquée dans la laparotomie expose la femme à l'éventration.

Aussi, contrairement à L. Tait, considérons-nous l'élytrotomie comme une opération aussi scientifique que la laparotomie et devant être préférée à cette dernière dans certains cas bien déterminés, que nous allons maintenant indiquer.

INDICATIONS ET CONTRE-INDICATIONS

L'indication principale, celle qui du reste a été donnée par tous les auteurs qui depuis Baudelocque ont conseillé cette opération, est la *présence du kyste dans l'excavation.*

Nous dirons même que c'est plus qu'une indication, c'est une *condition nécessaire, indispensable,* pour qu'on puisse songer à pratiquer cette opération.

Le kyste étant accessible par le vagin, on doit rechercher si le placenta ne se trouve pas sur le segment de la tumeur où doit porter l'incision. Si le toucher fait reconnaître que le placenta n'est pas à ce niveau, il n'y a pas de contre-indications.

Si le placenta est à ce niveau, il faut distinguer les deux cas suivants : ou le fœtus est vivant, ou le fœtus est mort.

Avec un fœtus vivant, nous ne croyons pas qu'on puisse pratiquer l'opération et nous pensons qu'il est préférable d'avoir recours à la laparotomie, comme nous l'avons déjà dit plus haut; car il est probable qu'il serait à peu près impossible de se rendre maître de l'hémorrhagie. Dans le cas de rétention du fœtus mort, en raison de la cessation de la circulation placentaire, il est probable que l'hémorrhagie serait peu abondante ou nulle. La présence du placenta dans ce cas ne serait donc pas une contre-indication formelle. Quant au moment où l'on doit pratiquer cette opération, nous renvoyons aux chapitres précédents où est traitée la question de l'intervention en général dans le cas de grossesse extra-utérine ; nous nous bornons ici à rappeler que si l'on peut discuter sur le moment de l'intervention lorsque le fœtus est vivant, l'état général de la femme, lorsque le fœtus est mort, ou l'état local (accumulation progressive et rapide du liquide intra-kystique) fournissent des indications qui ne permettent pas la temporisation.

MANUEL OPÉRATOIRE

Nous décrivons ici les différents détails de l'opération d'après les indications qui nous ont été fournies par l'examen attentif des observations et en particulier d'après les conseils qui ont été donnés par Kaltenbach et M. Pinard[1].

Le vagin ayant été longuement irrigué avec un liquide antiseptique, la femme sera anesthésiée et placée dans la situation obstétricale.

On doit explorer alors avec soin, à l'aide de la pulpe de l'index, toute la région du kyste accessible par le vagin, afin de reconnaître la présence ou l'absence des vaisseaux. La constatation de pulsations ou l'absence de ces dernières rendra compte de la vascularisation de cette région. L'incision devra porter là où il y a absence de pulsations. Le Dr Pinard pense qu'il est préférable de pratiquer l'incision à l'aide d'un bistouri, plutôt qu'avec le thermo-cautère.

Le bistouri, conduit sur deux doigts qui protègent les parties maternelles, doit traverser d'un seul coup la paroi vaginale et la paroi kystique, afin de ne pas s'exposer à décoller ces deux parois. Une boutonnière étant ainsi pratiquée, le doigt introduit par cette ouverture rendra compte de la région fœtale qui se présente, si déjà ce diagnostic n'a pas été fait.

Puis, à l'aide de petites et multiples incisions, on agrandira l'ouverture. Dès que les doigts pourront être introduits en cône, il sera bon d'agir comme lorsque les anciens accoucheurs dilataient l'orifice avec la main, mais cela avec la plus

1. Robertson (Brit. med. Journ., 13 février 1886, p. 288) a récemment publié l'observation d'une femme chez laquelle un kyste extra-utérin profondément engagé dans l'excavation déterminait des accidents d'obstruction intestinale. Il incisa le périnée couche par couche et fit successivement l'extraction du placenta, puis du fœtus, à l'aide d'une pince ; il draina le sac ; la femme guérit. Robertson insiste sur l'avantage que présente, selon lui, dans certains cas, l'incision périnéale à la vaginotomie.

grande lenteur. Cette manière de faire a donné les meilleurs résultats au Dr Pinard.

Dès qu'on jugera l'orifice suffisamment dilaté, il faudra procéder à l'extraction. Si l'enfant est vivant on se conduira comme dans un accouchement naturel, et, suivant la présentation, on fera une application de forçeps ou une extraction par les pieds. Si l'enfant est mort, il faudra réduire les différentes régions fœtales dès que l'on éprouvera la moindre difficulté.

Si l'on s'aperçoit que le fœtus est adhérent, il faudra le morceler afin de ne laisser que les parties adhérentes. La main introduite avec précaution dans le kyste rendra compte de l'étendue et de la disposition de ces adhérences.

Le cordon sera ensuite coupé près de la vulve et aucune traction ne devra être exercée sur le placenta, à moins que, par un fait exceptionnel, le placenta décollé ne vienne tomber et s'offrir au niveau de l'orifice artificiel.

Puis alors, l'hémostase étant faite si cela est nécessaire, nous pensons que la meilleure conduite à tenir consistera à soumettre la cavité vagino-kystique à l'irrigation continue avec un liquide antiseptique (Kaltenbach et Pinard), en même temps qu'un bandage compressif devra être appliqué sur la région abdominale.

L'irrigation continue devra durer aussi longtemps que l'adhérence du placenta, qui peut se décoller dès les premiers jours, mais qui peut n'être éliminé que du 16e au 18e jour, comme dans l'observation de M. Pinard[1] et même plus tardivement.

Nous savons aujourd'hui que l'irrigation continue, appliquée récemment par M. Pinard, dans son service à l'hôpital Lariboisière[2], au traitement des malades atteintes de septicémie puerpérale ou ayant subi de grandes opérations obstétricales,

1. Voy. élytrotomie pratiquée le fœtus étant mort, obs. IX.
2. Pinard et Varnier. Ann. de Gyn., déc. 1885, janvier 1886.

a donné de très beaux résultats. Nous pensons que cette méthode ne peut trouver de meilleure application que lorsqu'il s'agit de prévenir les accidents septiques qui pourraient résulter de la rétention souvent si longue du placenta après l'élytrotomie.

Sans vouloir aucunement établir la valeur comparée de la gastrotomie et de l'élytrotomie, d'après les chiffres auxquels nous sommes arrivés, nous donnons ici, à titre de simple document, le relevé de ces chiffres dans un tableau où les deux méthodes sont placées en regard l'une de l'autre.

OPÉRATIONS PRATIQUÉES PENDANT LA SECONDE MOITIÉ DE LA GROSSESSE, ENFANT VIVANT

	Nombre de cas.	Guérison.	Mort.	Mortalité p. 100.
Gastrotomie	17	2	15	88,3
Élytrotomie.	4	2	2	50,0
OPÉRATIONS PRATIQUÉES PENDANT LA RÉTENTION DU FŒTUS MORT				
Gastrotomie.	70	45	25	35,7
Élytrotomie	12	7	5	41,6

Nous ne voulons pas terminer cette étude des diverses méthodes de traitement applicables à la grossesse extra-utérine sans ajouter les réflexions suivantes :

Dans tous les cas que nous avons considérés, nous avons supposé que le diagnostic était résolu. Malheureusement, il est loin d'en être toujours ainsi. Le diagnostic de la grossesse extra-utérine est souvent entouré des plus grandes difficultés et cela à n'importe quelle époque de cette grossesse.

De nombreuses erreurs ont été commises, des opérations ont été pratiquées alors qu'on croyait à une autre affection qu'une grossesse extra-utérine, et réciproquement. Or, la précision du diagnostic est d'une importance capitale au point de vue de l'intervention. D'autre part, il existe un moyen de lever tous les doutes, qui est entré aujourd'hui d'une façon courante dans la pratique chirurgicale et qui est relativement inoffensif : c'est l'incision exploratrice.

Nous pensons que, dans les cas où les jours de la femme sont mis en danger par l'incertitude du diagnostic, on aura le droit de recourir à l'incision exploratrice qui seule pourra fournir les éléments d'un traitement efficace.

TABLE

PREMIÈRE PARTIE

TERMINAISONS DE LA GROSSESSE EXTRA-UTÉRINE

Chapitre premier

Chapitre II

DEUXIÈME PARTIE

TRAITEMENT DE LA GROSSESSE EXTRA-UTÉRINE

Chapitre premier

CHAPITRE II

CHAPITRE III

CHAPITRE IV

Paris. — Imprimerie G. Rougier et Cie, rue Cassette, 1.

A LA MÊME LIBRAIRIE

Paris. — Imprimerie G. ROUGIER et Cie, 1, rue Cassette.

www.ingramcontent.com/pod-product-compliance
Ingram Content Group UK Ltd.
Pitfield, Milton Keynes, MK11 3LW, UK
UKHW020247250726
13967UKWH00004B/1562

9 782013 067522